W0301921

LE PETIT LIVRE DE LA SOPHROLOGIE

Cindy Chapelle

FIRST
Editions

ISBN : 978-2-7540-8697-4
Dépôt légal : mai 2016

Imprimé en Italie

Édition : Lisa Marie
Couverture et mise en page : Olivier Frenot

Éditions First, un département d'Édi8
12, avenue d'Italie
75013 Paris – France
Tél. : 01 44 16 09 00
Fax : 01 44 16 09 01
E-mail : firstinfo@efirst.com
site internet : www.editionsfirst.fr

Sommaire

Mes cours de **SOPHRO**

Introduction

Entièrement pratique, **cet ouvrage vous propose des cours de sophrologie** organisés en quatre principales thématiques :

- apprendre à se relaxer ;
- gérer son stress ;
- renforcer sa confiance en soi ;
- satisfaire ses valeurs de vie.

Au programme : des techniques spécifiques et dynamiques, des exercices pratiques, des conseils et même un bloc-notes en fin d'ouvrage pour écrire votre ressenti après chaque cours.

Vous n'avez plus qu'à vous lancer !

Découvrir la sophrologie

Définition et sources d'inspiration

La sophrologie date de 1960. Créée par le médecin Alfonso Caycedo, elle fait ses premiers pas dans le milieu thérapeutique avant de s'ouvrir à la sphère sociale.

Les racines grecques du terme « sophrologie » éclaire sur le sens profond de la discipline :

- *sôs* = sérénité, équilibre, harmonie ;
- *phrên* = esprit, conscience ;
- *logos* = science, étude discours.

La sophrologie se définit ainsi comme une science de la conscience harmonieuse.

Elle se fonde sur différentes pratiques. De l'**hypnose**, la sophrologie retiendra le niveau de conscience – les exercices s'effectuent entre la veille et le sommeil, au niveau sophro-liminal – et l'accompagnement vocal.

À partir de l'étude de la **phénoménologie**, la sophrologie privilégiera l'expérience plutôt que la théorie, en cherchant à accueillir un phénomène sans jugement, en évitant l'intellectualisation – on parle de vivance phronique –, et en posant ainsi un nouveau regard sur les choses.

Le **yoga** complétera la discipline, qui s'enrichira de postures spécifiques, de méditations et du travail sur le souffle.

La sophrologie croisera également le chemin du **bouddhisme** et adoptera des techniques de méditation incitant à calmer l'esprit et à s'inscrire dans le moment présent.

Enfin les **techniques de relaxation** de Jacobson et de Schultz apporteront les notions d'entraînement – on parle de répétition vivantielle –, d'autonomie dans la pratique et de description du vécu d'un exercice – la phénodescription.

Deux univers de pratique

Aujourd'hui, on parle de **sophrologie clinique** lorsqu'elle est appliquée au sein de structures thérapeutiques en vue de favoriser un mieux-être chez les patients. Certains professionnels de la santé n'hésitent d'ailleurs pas à compléter leur formation par l'approche sophrologique.

Par ailleurs, on parle de **sophrologie socio-prophylactique** lorsqu'elle est pratiquée dans un objectif de prévention et de développement personnel. En cabinet ou en salle de relaxation, elle s'applique dans ces quatre principaux domaines :

- l'équilibre général ;
- la gestion du stress ;
- la confiance en soi ;
- les valeurs de vie.

On définit alors la sophrologie comme une **discipline de développement personnel**, favorisant une plus grande connaissance de soi, un rapport plus harmonieux avec son environnement, pour tendre vers **un meilleur épanouissement personnel**.

Ses champs d'application

Comme il a été dit plus haut, les principaux champs d'application de la sophrologie sont l'équilibre général, la gestion du stress, la confiance en soi, les valeurs de vie. S'ajoutent à cela la préparation à l'accouchement, la gestion du poids, le sevrage tabagique, la préparation aux examens ou encore aux compétitions sportives. En fait, la sophrologie peut intervenir dans toutes nos activités quotidiennes puisqu'elle encourage **une meilleure qualité de vie** par une recherche de cohérence avec soi-même et avec son environnement.

Pratiquer la sophrologie

Des relaxations dynamiques, d'autres spécifiques

Les **relaxations dynamiques** sont désignées par des degrés. Les quatre premiers degrés forment le cycle réductif. Globalement, le 1er degré vise à développer notre **schéma corporel** comme réalité vécue (vivance du corps), le 2e degré tend à la contemplation du schéma corporel (vivance de l'esprit), le 3e degré se recentre sur la **rencontre corps-esprit**, tandis que le 4e degré s'intéresse aux **valeurs de l'existence**.

Les **techniques spécifiques**, complémentaires aux relaxations dynamiques, ciblent un objectif. Elles permettent de se concentrer sur un phénomène (par exemple une sensation), de se relier à des situations plus ou moins récentes (par exemple se visualiser lors d'un moment de bonne gestion du stress) ou encore de se préparer à vivre un événement (par exemple s'imaginer lors d'un rendez-vous important à venir).

Une relaxation c'est...

Un **temps d'installation**: fermer les yeux, ajuster sa posture – assis sur une chaise, allongé sur un tapis de relaxation –, se recentrer.

Un **temps de sophronisation de base** (plusieurs variantes): relâchement musculaire progressif (de système en système), écoute du corps et de ses sensations. On découvre ici que la sophrologie distingue **cinq systèmes** qui représentent des zones corporelles:

- le 1er système comprend le visage et la tête;
- le 2e système réunit le cou, la nuque, les épaules, la face externe des bras jusqu'au bout des doigts;
- le 3e système représente le thorax, la région dorsale, la face interne des bras jusqu'au bout des doigts;
- le 4e système se compose du ventre et de la région lombaire;
- le 5e système rassemble le bassin, les jambes et les pieds.

Un **temps d'exercice**: déroulement de la technique.

Des temps d'intégration: au cours de la pratique, le discours sophrologique, dit *terpnos logos*, propose des pauses pour intégrer son vécu, son ressenti, nommées pauses d'intégration.

Un temps de désophronisation: à la fin de l'exercice, revenir à son rythme à un état d'éveil.

Un temps de phénodescription: après la pratique, description orale et/ou écrite de l'exercice pratiqué (voir Bloc-notes).

Une méthode progressive

Les cours de sophrologie représentent un réel **entraînement**. On pratique sur la durée et on répète les techniques pour favoriser leur intégration.

Les séances se veulent progressives et suivent la méthodologie suivante :

- **découverte** : prendre conscience d'un phénomène ;
- **conquête** : apprivoiser, maîtriser ce phénomène ;

- **transformation** : intégrer dans son quotidien les bénéfices d'une meilleure gestion de ce phénomène.

Selon le thème de l'entraînement, on peut remplacer le mot « phénomène » par exemple par « respiration ».

Une approche pédagogique

Autour des relaxations dynamiques et des techniques spécifiques, la sophrologie propose toutes sortes d'exercices pratiques. Ces derniers peuvent être des **exercices corporels** (par exemple des automassages), des **exercices ludiques** (par exemple dessiner son corps) ou encore des **exercices de réflexion** (par exemple un tableau à compléter avec ses valeurs).

Mes cours de **SOPHRO**

Apprendre à se relaxer

I - APPRENDRE À SE RELAXER

COURS N° 1

Prendre conscience de son corps

Première étape indispensable pour se connecter à sa capacité de détente : écouter son corps. Car lorsqu'on parle de détente, on pense, c'est vrai, à la détente mentale visant à avoir l'esprit clair et apaisé, mais on pense surtout à la détente physique, celle qu'on ressent souvent plus le week-end que pendant sa semaine de travail, celle qui fait se sentir léger en éloignant les tensions corporelles.

La technique qui suit est appelée « sophronisation de base vivantielle par systèmes ». Concrètement, cet exercice propose de se relaxer progressivement de la tête aux pieds tout en prenant conscience de son corps et en se reliant à ses sensations physiques. C'est à vous !

• **Installation :** Je m'installe confortablement, en posture assise ou allongée, et je ferme les yeux. Je vais mettre en pratique une technique fondamentale dans l'entraînement sophrologique puisqu'elle introduit chaque exercice (une version abrégée est proposée dans les exercices suivants).

LA DÉTENTE EN QUESTIONS

– **Une définition précise de la détente ?** Le Larousse parle de « décontraction, repos, délassement du corps ou de l'esprit, relaxation » ou du « fait de devenir plus calme, moins tendu ». Lorsqu'on évoque la détente, on pense effectivement au relâchement musculaire mais aussi au calme intérieur, au bien-être global.
– **Comment la favoriser ?** Savoir écouter son corps et sa respiration est une bonne méthode pour s'approcher de la relaxation.
– **Qu'apporte-t-elle ?** Apprendre à se relaxer est un moyen de préserver son équilibre général et ainsi d'améliorer son sommeil par exemple.

• **Déroulement de la technique :** Je commence par détendre ma tête et mon visage (1er système) le temps de quatre respirations. Je prends conscience de la forme et du volume de cette zone. Pause d'intégration.

Lors de quatre nouvelles respirations, je relâche mon cou, ma nuque, la face externe des bras jusqu'au bout des doigts (2e système). Je prends conscience de la forme et du volume de cette zone. Pause d'intégration.

Puis, à nouveau le temps de quatre respirations, je décontracte mon thorax, le haut de mon dos, la face interne des bras jusqu'au bout des doigts (3e système). Je prends conscience de la forme et du volume de cette zone. Pause d'intégration.

Sur quatre respirations, je dénoue ensuite mon ventre et mes lombaires (4e système). Je prends conscience de la forme et du volume de cette zone. Pause d'intégration.

Enfin je relâche mon bassin, mes jambes, mes pieds sur quatre nouvelles respirations (5e système). Je prends conscience de la forme et du volume de cette zone. Pause d'intégration.

À présent, je vais effectuer une mise en tension douce de mon corps. J'inspire profondément, je retiens l'air en suspens et je contracte doucement chaque zone de mon corps, puis j'expire en relâchant mes muscles. J'accueille les sensations qui émergent de cette mise en tension douce. Peut-être des sensations de chaleur, de circulation…

- **Désophronisation :** Je prends un moment pour intégrer le vécu de cette expérience, puis quand je le souhaite, je rouvre les yeux.

Comment s'est passé cet exercice ? C'est le moment d'écrire mon ressenti. Rendez-vous page 143.

COURS N° **2**

Se relier à ses sensations

Poursuivons cette redécouverte de notre corps, cette quête de détente, en nous attardant sur nos sensations physiques : sensations de chaud, de froid, de vide, de plein, de lourdeur ou de légèreté, de fourmillement… et aussi de tension ou de détente.

La technique qui suit invite à s'évader dans un coin tranquille et à écouter ses sensations. Une manière de travailler à son bien-être global en détendant le corps et l'esprit. C'est à vous !

• **Installation :** Assis(e) ou allongé(e), je ferme les yeux et je crée une bulle apaisante autour de moi. Au cours de cette relaxation, je vais m'imaginer au cœur d'un lieu de bien-être.

• **Sophronisation de base abrégée :** À mon rythme, je détends chaque système en prenant bien conscience de chaque zone corporelle. Pour m'y aider, je me concentre successivement sur les points d'intégration de chaque système : le centre du front, la base du cou (thyroïde), le sternum, l'ombilic, le bas-ventre. Je relâche progressivement mes muscles et prends conscience de la forme et du volume de mon corps.

• **Déroulement de la technique :** À présent, je choisis un lieu de bien-être, un endroit que je souhaiterais visiter ou que je connais. Je dessine ce lieu mentalement : ses couleurs, ses formes, ses reliefs… Et je m'imagine dans cet endroit, mes sens en éveil. Il en émerge peut-être des parfums ou des sons.

Je m'imprègne complètement de cette atmosphère sereine et je me ressource pendant quelques instants, à l'écoute de mes sensations.

Puis, je laisse cet endroit de côté et je me relie aux sensations de détente qui ont pu émerger durant ce voyage. Je repère peut-être certaines zones de mon corps entièrement relâchées, d'autres encore un peu tendues. Je prends conscience de ces sensations, plaisir d'écouter mon corps.

• **Désophronisation :** Je prends un moment pour intégrer le vécu de cette expérience puis, quand je le souhaite, je rouvre les yeux.

Comment s'est passé cet exercice? C'est le moment d'écrire mon ressenti. Rendez-vous page 143.

DES MOMENTS DE DÉTENTE

Je fais l'inventaire des instants qui sont, à mes yeux, de vrais sas de décompression. Lire un roman à l'eau de rose, nager, prendre un bain, boire du thé, rire, préparer un gâteau… Quel plaisir de réunir tous ces moments qui m'apaisent!

COURS N° **3**

Évacuer les tensions inutiles

Toutes les tensions ne sont pas inutiles, c'est un fait. Les tensions musculaires qui nous permettent de nous tenir debout en sont la preuve. En revanche, les pensées parasites, les tensions qui se traduisent par des crispations au niveau de la mâchoire ou de la nuque, par exemple, entrent dans la catégorie des tensions inutiles.

La technique qui suit s'appelle un « sophro-déplacement du négatif ». Concrètement, elle consiste à éliminer les tensions inutiles. Pour effectuer cet exercice plus simplement au quotidien, on peut s'entraîner à se concentrer uniquement sur de profondes expirations. C'est à vous !

• **Installation :** Je m'installe confortablement sur une chaise et je ferme les yeux. Je vais découvrir une technique visant à évacuer mes tensions inutiles.

• **Sophronisation de base abrégée :** À mon rythme, je détends chaque système en prenant bien conscience de chaque zone corporelle. Pour m'y aider, je me concentre successivement sur les points d'intégration de chaque système : le centre du front, la base du cou (thyroïde), le sternum, l'ombilic, le bas-ventre. Je relâche progressivement mes muscles et prends conscience de la forme et du volume de mon corps.

• **Déroulement de la technique :** À présent, je vais adopter la posture dos droit en décollant tout simplement mon dos du dossier de la chaise et en avançant un peu au niveau de l'assise. Je me concentre sur mon 1er système et j'effectue un IRTER au niveau de cette zone pour la rendre plus présente à la conscience : Inspiration, Rétention de l'air - Tension douce de mon visage, mon cuir chevelu, et Expiration-Relâchement. Puis je reprends une respiration ordinaire et à chacune de mes expirations j'évacue symboliquement tout le négatif de ce système, toutes les tensions inutiles. Je peux imaginer de la fumée qui s'échappe ou visualiser toute autre image qui peut m'aider à concrétiser le négatif. Puis je m'adosse et fais une pause d'intégration.

LA MÉTHODE JACOBSON

Elle invite à maîtriser ses sensations musculaires (exemple de l'IRTER, dans l'exercice précédent, basé sur le principe de la mise en tension douce pour un meilleur relâchement). Il s'agit notamment de prendre conscience des sensations provoquées par une mise en tension prolongée (en serrant le poing pendant une minute par exemple), ainsi que des zones musculaires qui sont mobilisées lors de tel ou tel effort. Par différents exercices, on constate qu'il est possible d'économiser son énergie dans la vie quotidienne en ne sollicitant que les groupes de muscles nécessaires à une activité donnée.

J'adopte la posture dos droit. Je me concentre sur mon 2ᵉ système et j'effectue un IRTER (inspiration, rétention-tension douce, expiration-relâchement) au niveau de cette zone. Puis je reprends une respiration ordinaire et, à chacune de mes expirations, j'évacue symboliquement tout le négatif de ce système. Je peux ensuite m'adosser et faire une pause d'intégration.

J'adopte la posture dos droit. Je me concentre sur mon 3e système et j'effectue un IRTER (inspiration, rétention-tension douce, expiration-relâchement) au niveau de cette zone. Puis je reprends une respiration ordinaire et, à chacune de mes expirations, j'évacue symboliquement tout le négatif de ce système. Je peux ensuite m'adosser. Pause d'intégration.

J'adopte la posture dos droit. Je me concentre sur mon 4e système et j'effectue un IRTER (inspiration, rétention-tension douce, expiration-relâchement) au niveau de cette zone. Puis je reprends une respiration ordinaire et, à chacune de mes expirations, j'évacue symboliquement tout le négatif de ce système. Je peux ensuite m'adosser. Pause d'intégration.

J'adopte la posture dos droit. Je me concentre sur mon 5e système et j'effectue un IRTER (inspiration, rétention-tension douce, expiration-relâchement) au niveau de cette zone. Puis je reprends une respiration ordinaire et, à chacune de mes expirations, j'évacue symboliquement tout le négatif de ce système. Je peux ensuite m'adosser, pause d'intégration.

J'adopte la posture dos droit. Je me concentre sur mon corps et j'effectue un IRTER (inspiration, rétention-tension douce, expiration-relâchement) de la tête aux pieds. Puis je reprends une respiration ordinaire et je réalise un « sophro-déplacement du négatif » global pour parfaire ce profond nettoyage. Je peux ensuite m'adosser. Je fais une pause d'intégration.

- **Désophronisation :** Je prends un moment pour intégrer le vécu de cette expérience puis, quand je le souhaite, je rouvre les yeux.

Comment s'est passé cet exercice ? C'est le moment d'écrire mon ressenti. Rendez-vous page 144.

COURS N° **4**

Pratiquer la respiration abdominale

La respiration abdominale, dite aussi diaphragmatique, est une respiration bénéfique par ses vertus, notamment relaxantes. On peut l'effectuer quotidiennement pour la rendre plus familière. Dans les faits, elle peut être utile pour se détendre et s'apaiser par exemple avant une réunion.

La « sophro-stimulation de la respiration » qui suit consiste, concrètement, à découvrir (ou à redécouvrir) cette respiration abdominale de façon pédagogique. C'est à vous !

• **Installation :** En posture assise, je ferme les yeux et je me mets à l'écoute de ma respiration pour me recentrer. Par cette technique, je vais m'aider de ma respiration pour favoriser la détente.

• **Sophronisation de base abrégée :** À mon rythme, je détends chaque système en prenant bien conscience de chaque zone corporelle. Pour

m'y aider, je me concentre successivement sur les points d'intégration de chaque système : le centre du front, la base du cou (thyroïde), le sternum, l'ombilic, le bas-ventre. Je relâche progressivement mes muscles et prends conscience de la forme et du volume de mon corps.

• **Déroulement de la technique :** À présent, je vais pratiquer la respiration abdominale de façon ludique. J'inspire sur quatre secondes, 1, 2, 3, 4, en gonflant mon ventre. Je bloque ma respiration, 1, 2, 3, 4. Et j'expire en rentrant mon ventre progressivement, 1, 2, 3, 4. Enfin, je peux à nouveau bloquer ma respiration, 1, 2, 3, 4, avant de reprendre un bon bol d'air et ma respiration habituelle.

J'effectue cet exercice à plusieurs reprises, comme une gymnastique respiratoire, en me concentrant bien sur les zones mobilisées par cette respiration et sur mes sensations. Avec de l'entraînement, je peux simplifier cette technique pour me détendre quotidiennement, en supprimant le décompte et la phase de rétention d'air. Il me suffit d'inspirer profondément tout en gonflant mon ventre, puis d'expirer longuement tout en le rentrant.

- **Désophronisation :** Je prends un moment pour intégrer le vécu de cette expérience puis, quand je le souhaite, je rouvre les yeux.

Comment s'est passé cet exercice ? C'est le moment d'écrire mon ressenti. Rendez-vous page 144.

S'ÉTIRER EN DOUCEUR

Chaque jour, s'étirer est un bon moyen de chasser les crispations de son corps, de se relaxer et de s'assouplir. L'idée n'est pas de se transformer en maître yogi, en forçant maladroitement sur ses articulations, mais de procéder par des étirements progressifs. Pour effectuer des étirements agréables et efficaces, n'oubliez pas de bien respirer. Un exemple d'étirement au niveau des épaules : fléchir le bras droit sur le thorax et tirer de sa main gauche le coude opposé. Et inversement. On peut maintenir l'étirement pendant dix à quinze secondes.

COURS N° **5** :

Respirer la détente

La respiration est d'une aide précieuse pour se détendre. La sophrologie l'emploie souvent dans ses techniques, ne serait-ce qu'en phase d'installation dans le but de bien se relier à son corps et de s'apaiser.

La technique qui suit s'appelle une « sophro-respiration synchronique ». Elle consiste à associer sa respiration à une capacité, à une émotion, à une sensation ou encore à une image. C'est à vous !

• **Installation :** En posture assise, je ferme les yeux et je me mets à l'écoute de ma respiration pour me recentrer. Par cet exercice, je vais me concentrer sur le mot « détente » et éveiller toutes les sensations qui y sont associées.

• **Sophronisation de base abrégée :** À mon rythme, je détends chaque système en prenant bien conscience de chaque zone corporelle. Pour

m'y aider, je me concentre successivement sur les points d'intégration de chaque système : le centre du front, la base du cou (thyroïde), le sternum, l'ombilic, le bas-ventre. Je relâche progressivement mes muscles et prends conscience de la forme et du volume de mon corps.

• **Déroulement de la technique :** Je me concentre sur ma respiration en me reliant à son trajet, à son rythme... Puis je décolle mon dos du dossier de la chaise en me plaçant au centre de l'assise, posture dos droit, et je me relie à la notion de détente, peut-être en m'aidant d'une image apaisante ou en prononçant ce mot dans ma tête. Peu à peu, j'associe cette évocation mentale à ma respiration. À chaque respiration plus profonde, je laisse grandir cette notion de détente, j'accueille les sensations qu'elle peut éveiller en moi (peut-être des sensations de légèreté, de relâchement...) Progressivement, chaque respiration renforce ma détente.

Puis, je m'adosse à la chaise, toujours bien relié(e) à mes sensations.

• **Désophronisation :** Je prends un moment pour intégrer le vécu de cette expérience, puis quand je le souhaite, je rouvre les yeux.

Comment s'est passé cet exercice ? C'est le moment d'écrire mon ressenti. Rendez-vous page 145.

S'ENTRAÎNER RÉGULIÈREMENT

Pour intégrer pleinement les bénéfices des différents exercices, il est nécessaire d'en répéter la pratique. Les exercices de respiration tels que la « sophro-respiration synchronique » peuvent s'effectuer de façon plus simple et ainsi être pratiqués quotidiennement. On peut, par exemple, se concentrer uniquement sur le « déroulement de la technique » et prendre quelques instants au bureau pour s'y entraîner.

COURS N° 6

Se relier à son corps en conscience

Pour trouver plus de calme intérieur dans le quotidien, on peut encore améliorer la relation à son corps, en étant plus à son écoute, en étant capable de dénouer ses tensions, de le détendre entièrement, en fait en y étant vraiment relié.

La technique qui suit est une « relaxation dynamique du 1er degré ». Concrètement, elle consiste à vivre son corps comme si on le découvrait pour la première fois. C'est à vous !

• **Installation :** Je me place sur une chaise, j'ajuste bien ma posture et je ferme les yeux. En pratiquant cette relaxation, je peux développer une relation nouvelle avec mon corps, être plus à l'écoute pour renforcer mon bien-être.

• **Sophronisation de base abrégée :** À mon rythme, je détends chaque système en prenant bien conscience de chaque zone corporelle. Pour

m'y aider, je me concentre successivement sur les points d'intégration de chaque système : le centre du front, la base du cou (thyroïde), le sternum, l'ombilic, le bas-ventre. Je relâche progressivement mes muscles et prends conscience de la forme et du volume de mon corps.

- **Déroulement de la technique :** À présent, toujours les yeux fermés – ou mi-ouverts si je suis sujet(te) aux vertiges –, je me redresse en posture verticale devant la chaise. Pour mieux percevoir les limites de mon 1er système, je vais le découvrir par le toucher. J'amène mes mains au niveau de ma tête, de mon visage, et je prends conscience de leur forme comme si je découvrais cette zone pour la première fois, avec un regard neuf. Je laisse du temps à cette redécouverte et j'accueille les sensations qui peuvent émerger dans l'instant. Dans un second temps, je vais vivre ce 1er système en mouvement, comme si je le mobilisais pour la première fois. Je bouge ma tête lentement d'avant en arrière puis de gauche à droite, bien à l'écoute des sensations qui peuvent émerger par ces mouvements. Puis je m'assieds, en prenant plaisir à être bien relié(e) à ce système. Pause d'intégration.

De la même façon, je me redresse et je découvre par le toucher mon 2e système, toujours avec ce regard neuf. Je prends conscience de sa forme et j'accueille les sensations qui peuvent émerger dans l'instant. Puis, je mets ce système en mouvement, comme si je le mobilisais pour la première fois. Je réalise des haussements d'épaules plus ou moins lents et j'accueille les sensations éveillées par ces mouvements. Ensuite, je m'assieds et prends plaisir à être bien relié(e) à ce système. Pause d'intégration.

Je me redresse de nouveau et je découvre par le toucher mon 3e système avec ce regard neuf. Je prends conscience de sa forme et j'accueille les sensations qui peuvent émerger dans l'instant. Puis, je mets ce système en mouvement, comme si je le mobilisais pour la première fois. J'effectue des rotations avec mon bras droit, puis avec mon bras gauche. J'accueille les sensations éveillées par ces mouvements. Ensuite, je m'assieds et prends plaisir à être bien relié(e) à ce système. Pause d'intégration.

Je me redresse et je découvre par le toucher mon 4e système, toujours avec ce regard neuf. Je prends conscience de sa forme et j'accueille les sensations qui peuvent émerger dans l'instant. Puis je mets ce système en mouvement, comme si je le mobilisais pour la première fois. Je joue avec ma respiration abdominale en gonflant mon ventre lors de mes inspirations, puis en le rentrant lors de mes expirations. J'accueille les sensations éveillées par ces mouvements. Ensuite, je m'assieds et profite d'être bien relié(e) à ce système. Pause d'intégration.

Je me redresse de nouveau et je découvre par le toucher mon 5e système avec ce regard neuf. Je prends conscience de sa forme et j'accueille les sensations qui peuvent émerger dans l'instant. Puis je mets ce système en mouvement, comme si je le mobilisais pour la première fois. Je réalise une marche immobile, en piétinant sur place. J'accueille les sensations éveillées par ces mouvements. Ensuite, je m'assieds et profite d'être bien relié(e) à ce système. Pause d'intégration.

Enfin, je me remets debout et je me concentre sur mon corps dans sa globalité. Je prends plaisir à redécouvrir sa forme par le toucher. Je laisse émerger les sensations, la présence de mon corps à ma conscience. Puis, j'effectue de petits sautillements, le buste bien relâché, comme si je mobilisais mon corps pour la première fois. J'accueille les sensations éveillées par ces mouvements. Ensuite, je m'assieds et je profite d'être bien relié(e) à mon corps. Pause d'intégration.

• **Désophronisation :** Je prends un moment pour laisser cette expérience s'intégrer à la conscience. Puis quand je le souhaite, je rouvre les yeux.

Comment s'est passé cet exercice ? C'est le moment d'écrire mon ressenti. Rendez-vous page 145.

S'ALLONGER AU SOL

Il peut être agréable d'inviter la détente en s'allongeant sur le sol. On ouvre sa posture en se positionnant en étoile, sur le dos, et on repère tous les points d'appui de son corps avec le sol. Peu à peu, on relâche les tensions musculaires et on se laisse aller...

COURS N° 7

Renouer avec la sérénité

La détente se ressent et se vit. Quel est votre moment de tranquillité préféré ? Qu'est-ce qui vous permet de vous relaxer entièrement ? Se détendre, c'est renouer avec la sérénité et améliorer son bien-être global.

Par la « sophro-mnésie senso-perceptive d'instants zen » qui suit, vous allez pouvoir réunir et revivre divers instants de sérénité plus ou moins récents. C'est à vous !

• **Installation :** En posture assise, je ferme les yeux et je me mets à l'écoute de ma respiration pour me recentrer. Par cette relaxation, je vais réveiller des sensations familières de détente.

• **Sophronisation de base abrégée :** À mon rythme, je détends chaque système en prenant bien conscience de chaque zone corporelle. Pour m'y aider, je me concentre successivement sur les points d'intégration de chaque système : le centre

du front, la base du cou (thyroïde), le sternum, l'ombilic, le bas-ventre. je relâche progressivement mes muscles et prends conscience de la forme et du volume de mon corps.

• **Déroulement de la technique :** J'adopte la posture dos droit, dos décollé du dossier de la chaise, en me plaçant au centre de l'assise, pour stimuler mon attention, et je laisse revenir à ma mémoire des instants de détente vécus plus ou moins récemment. Peut-être des moments de solitude ou avec des proches, dans la nature, en vacances… Je revis ces moments dans le détail en repérant le lieu, les circonstances, le temps qu'il faisait, en laissant émerger toutes les sensations de bien-être qui s'en dégagent. Je prends plaisir à raviver progressivement ces sensations de détente.

Puis, je m'adosse à la chaise, bien relié(e) à mon corps.

• **Désophronisation :** Je prends un moment pour intégrer le vécu de cette expérience, puis quand je le souhaite, je rouvre les yeux.

Comment s'est passé cet exercice ? C'est le moment d'écrire mon ressenti. Rendez-vous page 146.

MES PAUSES DOUCEUR

Jour après jour, on pense un peu à soi en profitant de plaisirs simples pour se faire du bien et se relaxer. On peut penser à emporter son thé préféré au travail, à planifier un sauna en fin de journée ou à écouter sa musique préférée en courant. Bien conscient de ce qui vous détend, profitez-en quotidiennement !

COURS N° **8**

S'imaginer au calme

En sophrologie, les techniques de « futurisation » sont utilisées pour se projeter de façon positive. Elles permettent d'intégrer dans le présent les ressources développées et les capacités acquises qui nous seront utiles à l'avenir. En l'occurrence, après avoir apprivoisé et enrichi sa capacité de détente, on peut en intégrer tous les bénéfices.

Par cette « sophro-projection future de moments de détente », on se projette dans des jours calmes et sereins. C'est à vous !

• **Installation :** Je m'installe en posture assise ou allongée et je ferme les yeux. Lors de cette relaxation je vais m'imaginer vivre une journée ponctuée d'instants de détente.

• **Sophronisation de base abrégée :** À mon rythme, je détends chaque système en prenant bien conscience de chaque zone corporelle. Pour

m'y aider, je me concentre successivement sur les points d'intégration de chaque système : le centre du front, la base du cou (thyroïde), le sternum, l'ombilic, le bas-ventre. Je relâche progressivement mes muscles et prends conscience de la forme et du volume de mon corps.

• **Déroulement de la technique :** À présent, je me relie à une journée habituelle que je laisse se dérouler du matin au soir en m'imaginant la vivre dans la détente. Je peux me voir en train de m'étirer doucement le matin pour me connecter à mon corps, en train d'expirer profondément au travail, de me ressourcer après le déjeuner… Je laisse émerger ces instants de détente que je pourrai peu à peu insérer dans mon quotidien, pour vivre des journées plus sereines, m'apaiser quand c'est nécessaire et améliorer mon bien-être.

• **Désophronisation :** Je prends un moment pour intégrer le vécu de cette expérience, puis quand je le souhaite, je rouvre les yeux.

Comment s'est passé cet exercice ? C'est le moment d'écrire mon ressenti. Rendez-vous page 146.

MA DÉTENTE AU QUOTIDIEN

La capacité de détente se chouchoute ! Chaque jour, on pense notamment aux exercices de respiration, comme ceux des cours n° 4 et n° 5, que l'on peut mettre en pratique de façon simple et rapide (sans forcément fermer les yeux et en ne pratiquant que le « déroulement de la technique »). En parallèle, on n'oublie pas de réaliser, de temps à autre, de « vraies » relaxations comme au cours n° 2 où on prend du temps pour soi, on s'allonge et on se recentre dans le calme pendant quelques instants.

Mes cours de **SOPHRO**

Gérer son stress

II - GÉRER SON STRESS

COURS N° 1

Prendre conscience de sa relation au stress

Le stress est un ensemble de réactions se manifestant au cours d'un processus d'adaptation. Pour bien le gérer dans sa vie quotidienne, on cherche à préserver son équilibre général (avoir un bon sommeil, savoir se détendre sont autant d'atouts à privilégier pour être en bonne forme) et à renforcer sa capacité d'adaptation. En effet, bien s'adapter à une situation, c'est bien gérer son stress.

À partir de la « sophro-mnésie dissociée » qui suit, vous allez pouvoir éclaircir votre relation au stress. C'est à vous !

• **Installation :** Je m'installe en posture assise et je ferme les yeux. Je prends quelques respirations plus profondes afin de me recentrer. Lors de cette relaxation, je vais m'observer en train de vivre des moments de stress.

LE STRESS DANS TOUS SES ÉTATS

Le stress peut évoluer en trois phases successives :

- une phase d'alarme qui laisse apparaître les premières manifestations liées au stress, comme l'accélération du rythme cardiaque ou l'apparition de tensions inutiles ;
- une phase de résistance où le corps s'adapte au prolongement de ces manifestations ;
- une phase d'épuisement lors de laquelle le corps se retrouve sans défense face à un stress qui perdure et grandit.

- **Sophronisation de base abrégée :** À mon rythme, je détends chaque système en prenant bien conscience de chaque zone corporelle. Pour m'y aider, je me concentre successivement sur les points d'intégration de chaque système : le centre du front, la base du cou (thyroïde), le sternum, l'ombilic, le bas-ventre. Je relâche progressivement mes muscles et prends conscience de la forme et du volume de mon corps.

• **Déroulement de la technique:** À présent, je redresse mon dos et avance au centre de l'assise, posture dos droit. Je commence par me souvenir de deux moments de stress: une situation où je suis parvenu(e) à bien gérer mon stress, une autre où je me suis laissé submerger.

Puis, j'imagine un écran sur lequel je laisse défiler ces situations. Je ne fais que m'observer en train de les vivre, sans ressentir les sensations du moment. Simple spectateur, je décrypte tout d'abord la situation où je n'ai pas su gérer mon stress, en posant le contexte: le lieu, les personnes présentes, le motif en question. Je note ensuite mon attitude, mes réflexes, mes postures, l'expression de mon visage, mes gestes peut-être rapides... Je peux aussi me rappeler mon discours intérieur dans cette situation-là. Était-il positif ou négatif?

De la même façon, je m'observe dans la situation de bonne gestion du stress. Je peux éventuellement repérer le moment où j'ai su faire de mon stress un moteur, où j'ai su m'adapter.

Je m'adosse et je termine cet exercice en me reliant au potentiel positif qui s'est exprimé dans cette dernière situation.

- **Désophronisation :** Je prends un moment pour intégrer le vécu de cette expérience. Je respire profondément, je m'étire et, à mon rythme, je rouvre les yeux.

Comment s'est passé cet exercice ? C'est le moment d'écrire mon ressenti. Rendez-vous page 147.

COURS N° **2**

Respirer, c'est gagné !

Dans les cours de sophro pour « apprendre à se relaxer », on a constaté l'importance de la respiration pour s'apaiser. La respiration abdominale en est une bonne illustration (j'inspire tout en gonflant le ventre et j'expire tout en le rentrant). On peut bien sûr l'effectuer au cours d'une situation de stress.

Découvrez un autre exercice de respiration, une « sophro-stimulation de la respiration en 15 secondes ». Pour le pratiquer facilement au quotidien, réduisez-le au seul « déroulement de la technique ». C'est à vous!

• **Installation :** Je m'installe en posture assise ou allongée et je ferme les yeux. Lors de cet exercice, je vais apprendre à maîtriser ma respiration.

• **Sophronisation de base abrégée :** À mon rythme, je détends chaque système en prenant bien conscience de chaque zone corporelle. Pour m'y aider, je me concentre successivement sur les points d'intégration de chaque système : le centre du front, la base du cou (thyroïde), le sternum, l'ombilic, le bas-ventre. Je relâche progressivement mes muscles et prends conscience de la forme et du volume de mon corps.

• **Déroulement de la technique :** À présent, j'inspire durant cinq secondes et j'expire pendant les dix secondes suivantes en diffusant la détente au niveau du front (1re seconde), des yeux (2e seconde), de la mâchoire (3e seconde), du cou (4e seconde), des épaules (5e seconde), du thorax (6e seconde), du ventre (7e seconde), du bassin (8e seconde), des jambes (9e seconde), des pieds (10e seconde). Puis, je reprends ma respiration habituelle.

Je peux répéter l'exercice à plusieurs reprises pour bien gérer ma respiration tout en me concentrant sur ma relaxation physique.

• **Désophronisation :** Je prends un moment pour intégrer le vécu de cette expérience. Je respire profondément, je m'étire et, à mon rythme, je rouvre les yeux.

Comment s'est passé cet exercice? C'est le moment d'écrire mon ressenti. Rendez-vous page 147.

UNE MÉTHODE EN QUATRE TEMPS POUR GÉRER SON STRESS

1) Garder la maîtrise de soi

Une première étape qui nécessite de savoir se relaxer, de bien respirer, de gérer ses émotions et de prendre du recul.

2) Accepter ce qu'on ne peut pas changer

Une étape relative au lâcher-prise, au fait d'accepter les contrariétés et de rebondir.

3) Qu'est-ce que je veux?

Une étape pour trouver ses propres solutions d'adaptation, comme s'organiser ou fixer des limites.

4) Agir

Une dernière étape visant à concrétiser ses solutions, à agir de façon positive.

COURS N° **3**

Positiver

Favoriser un état d'esprit positif est essentiel pour parvenir à puiser dans ses ressources, à s'adapter et donc à bien gérer son stress. La bonne humeur, une attitude d'ouverture, un discours intérieur encourageant sont des clés pour un stress positif.

Il n'est pourtant pas toujours évident de voir la vie en rose. La « sophro-présence du positif » peut vous y aider. C'est à vous !

• **Installation :** Je m'installe en posture assise et je ferme les yeux. Lors de cette relaxation, je vais somatiser du positif.

• **Sophronisation de base abrégée :** À mon rythme, je détends chaque système en prenant bien conscience de chaque zone corporelle. Pour m'y aider, je me concentre successivement sur les points d'intégration de chaque système : le centre du front, la base du cou (thyroïde), le sternum,

l'ombilic, le bas-ventre. Je relâche progressivement mes muscles et prends conscience de la forme et du volume de mon corps.

• **Déroulement de la technique :** J'adopte la posture dos droit, en décollant mon dos du dossier de la chaise et en avançant au centre de l'assise. Je me concentre sur le 1er système et j'effectue un IRTER sur cette zone pour la rendre plus présente à la conscience. (Inspiration, rétention-tension douce et expiration-détente). Je respire profondément, dans le calme. À chaque inspiration, j'accueille symboliquement le positif, tout ce qui me mobilise, qui me dynamise. J'active ce positif par une image (par exemple la mer), un mot (par exemple « vitalité »), une situation (un souvenir qui me ressource)… Et à chaque expiration, je diffuse tout ce positif dans le 1er système. Pendant quelques respirations j'éveille le positif au niveau de cette zone.

Puis je m'adosse. Je me relie aux sensations éveillées et je fais une pause d'intégration.

J'adopte la posture dos droit. Je me concentre sur le 2e système et j'effectue un IRTER sur cette zone pour la rendre plus présente à la conscience. À chaque inspiration, je me relie à une évocation positive, et à chaque expiration, je diffuse le positif au niveau de ce 2e système. Pendant quelques respirations j'éveille le positif au niveau de cette zone. Puis je m'adosse. Je me relie aux sensations éveillées et fais une pause d'intégration.

J'adopte la posture dos droit. Je me concentre sur le 3e système et j'effectue un IRTER sur cette zone pour la rendre plus présente à la conscience. À chaque inspiration, je me relie à une évocation positive, et à chaque expiration, je diffuse ce positif au niveau de ce 3e système. Pendant quelques respirations j'éveille le positif au niveau de cette zone. Puis je m'adosse. Je me relie aux sensations éveillées et fais une pause d'intégration.

J'adopte la posture dos droit. Je me concentre sur le 4e système et j'effectue un IRTER sur cette zone pour la rendre plus présente à la conscience. À chaque inspiration, je me relie à une évocation positive, et à chaque expiration, je diffuse ce positif au niveau de ce 4e système. Pendant quelques respirations j'éveille le positif au niveau de cette zone. Puis je m'adosse et me relie aux sensations éveillées et fais une pause d'intégration.

J'adopte la posture dos droit. Je me concentre sur le 5e système et j'effectue un IRTER sur cette zone pour la rendre plus présente à la conscience. À chaque inspiration, je me relie à une évocation positive, et à chaque expiration, je diffuse ce positif au niveau de ce 5e système. Pendant quelques respirations j'éveille le positif au niveau de cette zone. Puis je m'adosse. Je me relie aux sensations éveillées et je fais une pause d'intégration.

J'adopte à nouveau la posture dos droit pour effectuer une sophro-présence du positif sur mon corps dans sa globalité. J'effectue un IRTER de la tête aux pieds. À présent, à chaque inspiration, je me relie à une évocation positive, et à chaque expiration, je diffuse ce positif dans chaque zone de mon corps. Pendant quelques respirations j'éveille ainsi le positif. Puis je m'adosse et me relie aux sensations éveillées. Pause d'intégration.

- **Désophronisation :** Je prends un moment pour intégrer le vécu de cette expérience. Je respire profondément, je m'étire et, à mon rythme, je rouvre les yeux.

Comment s'est passé cet exercice ? C'est le moment d'écrire mon ressenti. Rendez-vous page 148.

ADOPTEZ LA POSITIVE ATTITUDE

Le positif représente tout ce qui va dans le sens de la vitalité, qui permet d'avancer, conscient de ses ressources et de ses capacités.

Dans la vie quotidienne, il est essentiel de stimuler son potentiel positif, notamment par cet exercice de « sophro-présence du positif ». En fait, le positif peut devenir un véritable état d'esprit laissant place à plus de sourire, à plus d'optimisme, à une dynamique globale d'action.

La « positive attitude » a une bonne influence sur le stress et sur la vie en général. Pensons à l'adopter !

COURS N° **4**

Prendre du recul

S'observer en train de faire… Une prise de recul qui permet d'avoir une vue d'ensemble et d'aborder une situation sous un nouvel angle, peut-être avec plus de lucidité ou de sagesse.

Cette distance parfois nécessaire, on peut s'y entraîner par la relaxation dynamique du 2e degré qui suit. Elle invite à intégrer en conscience notre présence au monde, en privilégiant une observation externe. Cette relaxation est plutôt longue. Pour faciliter l'exercice, n'hésitez pas à le morceler. La première fois que vous le pratiquez, vous pouvez ainsi vous concentrer uniquement sur le 1er système, puis lors du prochain entraînement sur le 2e, et ainsi de suite. C'est à vous !

- **Installation :** Je m'installe en posture assise. Lors de cette relaxation, je vais contempler mon schéma corporel.

• **Sophronisation de base abrégée:** À mon rythme, je détends chaque système en prenant bien conscience de chaque zone corporelle. Pour m'y aider, je me concentre successivement sur les points d'intégration de chaque système: le centre du front, la base du cou (thyroïde), le sternum, l'ombilic, le bas-ventre. Je relâche progressivement mes muscles et prends conscience de la forme et du volume de mon corps.

• **Déroulement de la technique:** Je commence par réaliser un « sophro-déplacement du négatif ». Ainsi, j'effectue un IRTER. J'inspire, rétention-tension douce de mon corps, puis expiration-relâchement. À chaque expiration j'évacue symboliquement tout le négatif de mon corps.

J'adopte la posture dos droit, et je me relie à un objet neutre. J'utilise toute la force de ma concentration pour dessiner cet objet dans le détail.

À présent, ma conscience contemplative va remplacer cet objet, en me filmant comme si elle était une caméra. Je commence par toucher mon 1er système. Ma conscience observe de l'extérieur cette exploration des organes sensoriels. Je découvre cette zone sous un nouvel angle. Présence au monde de ce 1er système.

Puis, je contemple ce système dans sa mobilité. J'effectue des mouvements de tête d'avant en arrière et de gauche à droite. Ma conscience contemplative intègre ce 1er système dans sa façon d'occuper l'espace. Pause d'intégration.

Je m'adosse et je réalise une « sophro-présence du positif » au niveau de cette zone. À l'inspiration je me relie à une évocation agréable, à l'expiration je diffuse au sein de mon 1er système tout son potentiel positif. Ma conscience contemple cette zone s'emplir de positif. Pause d'intégration.

J'adopte la posture dos droit. Je découvre par le toucher mon 2e système. Ma conscience observe de l'extérieur cette exploration tactile. Je découvre cette zone sous un nouvel angle. Présence au monde de ce 2e système.

Puis, je contemple ce système dans sa mobilité. J'effectue des haussements d'épaules et des rotations. Ma conscience contemplative intègre ce 2e système dans sa façon d'occuper l'espace. Pause d'intégration.

Je m'adosse et je réalise une « sophro-présence du positif » au niveau de cette zone. À l'inspiration je me relie à une évocation agréable, à l'expiration je diffuse au sein de mon 2e système tout son potentiel positif. Ma conscience contemple cette zone s'emplir de positif. Pause d'intégration.

J'adopte la posture dos droit. Je découvre par le toucher mon 3e système. Ma conscience observe de l'extérieur cette exploration tactile. Je découvre cette zone sous un nouvel angle. Présence au monde de ce 3e système.

Puis, je contemple ce système dans sa mobilité. Je monte mon bras droit à l'horizontale dans une inspiration, rétention-tension douce du bras, puis j'expire en le relâchant le long du corps. De même pour le bras gauche. Ma conscience contemplative intègre ce 3e système dans sa façon d'occuper l'espace. Pause d'intégration.

Je m'adosse et je réalise une « sophro-présence du positif » au niveau de cette zone. À l'inspiration je me relie à une évocation agréable, à l'expiration je diffuse au sein de mon 3e système tout son potentiel positif. Ma conscience contemple cette zone s'emplir de positif. Pause d'intégration.

J'adopte la posture dos droit. Je découvre par le toucher mon 4e système. Ma conscience observe de l'extérieur cette exploration tactile. Je découvre cette zone sous un nouvel angle. Présence au monde de ce 4e système.

Puis, je contemple ce système dans sa mobilité. J'amplifie ma respiration abdominale en gonflant bien mon ventre à l'inspiration, puis en le rentrant complètement à l'expiration. Ma conscience contemplative intègre ce 4e système dans sa façon d'occuper l'espace. Pause d'intégration.

Je m'adosse et je réalise une « sophro-présence du positif » au niveau de cette zone. À l'inspiration je me relie à une évocation agréable, à l'expiration je diffuse au sein de mon 4e système tout son potentiel positif. Ma conscience contemple cette zone s'emplir de positif. Pause d'intégration.

J'adopte la posture dos droit. Je découvre par le toucher mon 5e système. Ma conscience observe de l'extérieur cette exploration tactile. Je découvre cette zone sous un nouvel angle. Présence au monde de ce 5e système.

Puis, je contemple ce système dans sa mobilité en piétinant sur place. Ma conscience contemplative intègre ce 5e système dans sa façon d'occuper l'espace. Pause d'intégration.

Je m'adosse et je réalise une « sophro-présence du positif » au niveau de cette zone. À l'inspiration je me relie à une évocation agréable, à l'expiration je diffuse au sein de mon 5e système tout son potentiel positif. Ma conscience contemple cette zone s'emplir de positif. Pause d'intégration.

Enfin, je contemple mon corps dans son ensemble. J'adopte la posture dos droit et je dessine par le toucher la forme et le volume de mon corps. Je découvre mon corps sous un nouvel angle, vu de l'extérieur. Présence de mon corps dans le temps et dans l'espace.

Puis, je contemple mon corps dans sa mobilité globale en effectuant une tension douce. J'appuie mon dos contre la chaise, j'étends mes bras en arrière et j'étire mes jambes. Inspiration, rétention-tension douce de mon corps et expiration-relâchement. Ma conscience contemplative intègre mon corps dans sa façon d'occuper l'espace. Pause d'intégration.

Je m'adosse et je réalise une « sophro-présence du positif ». À l'inspiration je me relie à une évocation agréable, à l'expiration je diffuse tout son potentiel positif. Ma conscience contemple mon corps s'emplir de positif. Pause d'intégration.

ACCEPTER CE QUE JE NE PEUX PAS CHANGER

S'abandonner au lâcher-prise n'est pas une mince affaire. Pourtant, cette prise de recul est parfois nécessaire pour emprunter la bonne voie. En effet, lorsqu'on accepte par exemple qu'on ne pourra pas terminer sa présentation sur vidéoprojecteur en temps et en heure avant une réunion, on peut se tourner vers une bonne présentation orale.
Le lâcher-prise fait partie intégrante du processus de bonne gestion du stress. Il peut se résumer ainsi : se réorienter plutôt que de s'obstiner en vain.

• **Désophronisation :** Je prends un moment pour intégrer le vécu de cette expérience. Je respire profondément, je m'étire et, à mon rythme, je rouvre les yeux.

Comment s'est passé cet exercice? C'est le moment d'écrire mon ressenti. Rendez-vous page 148.

COURS N° **5**

Accueillir ses émotions

Nos émotions nous embarrassent parfois. Lorsqu'on vit la frustration, par exemple, on peut avoir des difficultés à passer outre, à s'adapter et rester ainsi englué dans une situation de stress. Pourtant nos émotions peuvent devenir des forces lorsqu'on les accueille et qu'on cherche à les comprendre.

Par la technique qui suit, une « sophro-présence à la joie », vous allez pouvoir vous relier à la naissance d'une émotion, l'accueillir, l'amplifier, la comprendre et repérer les sensations qui en émergent. C'est à vous !

- **Installation :** Je m'installe en posture assise et je ferme les yeux. Lors de cette relaxation, je vais me relier à la joie.

- **Sophronisation de base abrégée :** À mon rythme, je détends chaque système en prenant bien conscience de chaque zone corporelle. Pour m'y aider, je me concentre successivement sur les points d'intégration de chaque système : le centre du front, la base du cou (thyroïde), le sternum, l'ombilic, le bas-ventre. Je relâche progressivement mes muscles et prends conscience de la forme et du volume de mon corps.

DOMPTER SES ÉMOTIONS

Les moments de stress éveillent nos émotions. Ce sont parfois des émotions agréables qui nous stimulent, parfois des émotions désagréables dont on ne sait que faire et qui peuvent nous immobiliser. Ces émotions désagréables peuvent cependant être positives lorsqu'elles sont bien gérées. Si je parviens à faire de ma colère une force, je pourrai l'utiliser pour avancer dans une situation. Identifier ces émotions et les comprendre est un bon début pour mettre en place des comportements adaptés. Lorsque vous vivez une des émotions suivantes, attardez-vous sur le contexte qui lui est associé et réfléchissez à ce qui est vraiment en jeu pour vous, à ce qui a réellement généré cette émotion :

- Frustration : j'ai des difficultés à satisfaire une attente, un besoin.
- Colère : autrui n'a pas respecté une de mes valeurs.
- Déception : je ne pourrai satisfaire une attente, un besoin comme je l'imaginais.
- Tristesse : j'ai des difficultés à vivre la perte.
- Culpabilité : je n'ai pas respecté une de mes valeurs.
- Peur : je ne suis pas bien préparé(e) à gérer une situation.

• **Déroulement de la technique :** J'adopte la posture dos droit, et je me concentre sur la joie. Pour cela, je peux prononcer mentalement ce mot, me voir l'inscrire sur un tableau, me relier à des souvenirs ou à des images qui y sont associés… Bien à l'écoute de mon corps, de mes sensations, je me connecte à la naissance de cette émotion en moi. Je la sens peut-être de plus en plus présente. Je l'accueille en conscience, bien relié(e) à mes sensations. Je laisse de la place à cette émotion.

Afin de somatiser pleinement cette émotion, je réalise une « sophro-présence du positif ». À l'inspiration j'active la joie et à l'expiration je diffuse son potentiel positif dans mon corps. À chaque respiration, j'intensifie ce ressenti, toujours bien à l'écoute de mes sensations. Pause d'intégration.

- **Désophronisation :** Je prends un moment pour intégrer le vécu de cette expérience. Je respire profondément, je m'étire et, à mon rythme, je rouvre les yeux.

Comment s'est passé cet exercice ? C'est le moment d'écrire mon ressenti. Rendez-vous page 149.

COURS N° **6**

Éveiller son potentiel positif

Nos ressources sont précieuses. En réveillant ses capacités, ses valeurs, on s'adapte plus facilement à une situation, on favorise un stress moteur.

La technique qui suit s'appelle une « sophromanence et rétro-manence des capacités ». À partir de sa biologie, on va laisser émerger des capacités (manence), puis les intégrer en conscience (rétromanence). C'est à vous !

• **Installation :** Je m'installe en posture assise et je ferme les yeux. Lors de cette relaxation, je vais chercher à éveiller mes capacités.

• **Sophronisation de base abrégée :** À mon rythme, je détends chaque système en prenant bien conscience de chaque zone corporelle. Pour m'y aider, je me concentre successivement sur les points d'intégration de chaque système : le centre du front, la base du cou (thyroïde), le sternum,

l'ombilic, le bas-ventre. Je relâche progressivement mes muscles et prends conscience de la forme et du volume de mon corps.

• **Déroulement de la technique :** Je peux me placer debout devant une chaise, les pieds écartés de la largeur des épaules. Je peux imaginer un fil au-dessus de ma tête, qui étire ma posture dans une agréable verticalité. Je vais commencer par effectuer la « manence » des capacités. Pour cela, je place les bras le long du corps, les mains ouvertes (paumes vers le haut) au niveau du 5e système. J'effectue un IRTER (inspiration, rétention-tension douce, expiration-relâchement) au niveau de cette zone. Ce système bien présent, je me relie à sa biologie et, de ce 5e système, je laisse émerger des capacités. Peut-être celle de marcher ou de danser. Elles s'éveillent et pétillent. Je prends plaisir à accueillir des capacités profondes et à les laisser monter à la conscience.

Puis, je monte mes mains au niveau du 4e système. J'effectue un IRTER au niveau de cette zone. Ce système bien présent, je me relie à sa biologie et, de ce 4e système, je laisse émerger des capacités. Elles s'éveillent et pétillent.

Puis, je monte mes mains au niveau du 3e système. J'effectue un IRTER au niveau de cette zone. Ce système bien présent, je me relie à sa biologie et, de ce 3e système, je laisse émerger des capacités. Elles s'éveillent et pétillent.

Puis, je monte mes mains au niveau du 2e système. J'effectue un IRTER au niveau de cette zone. Ce système bien présent, je me relie à sa biologie et, de ce 2e système, je laisse émerger des capacités. Elles s'éveillent et pétillent.

Pour conclure cette « manence » des capacités, j'élève mes mains au niveau du 1er système. J'effectue un IRTER au niveau de cette zone. Ce système bien présent, je me relie à sa biologie et, de ce 1er système, je laisse émerger des capacités.

Ensuite, je réinscris au sein de ma biologie toutes les capacités dont j'ai pu faire l'expérience (« rétromanence »). Pour cela, je tourne mes mains (placées au niveau du 1er système) vers le sol et je renforce ce 1er système en réintégrant les capacités au niveau de cette zone.

Puis, je « tasse » ces capacités au niveau du 2e système en descendant mes mains au niveau de cette zone.

Je continue à ancrer ces capacités au niveau du 3e système en descendant mes mains au niveau de cette zone.

Je descends mes mains au niveau du 4e système en renforçant cette zone.

Puis je finis d'intégrer ces capacités au niveau du 5e système en descendant mes mains au niveau de cette zone.

Je m'assieds et j'effectue une pause d'intégration, bien relié(e) à mes capacités, à tout ce potentiel qui sommeille en moi.

• **Désophronisation :** Je prends un moment pour intégrer le vécu de cette expérience. Je respire profondément, je m'étire et, à mon rythme, je rouvre les yeux.

Comment s'est passé cet exercice ? C'est le moment d'écrire mon ressenti. Rendez-vous page 149

STIMULER SES RESSOURCES

Dans la vie courante, il est intéressant de mettre en lumière nos capacités pour stimuler nos ressources globales. On peut répéter la « sophro-manence et rétro-manence » autant de fois qu'on le souhaite et, plus largement, on peut nommer les capacités qui nous sont nécessaires dans telle ou telle action. Une façon de prendre conscience de leur présence.

COURS N° **7**

En accord avec soi-même

Qu'est-ce que je veux dans cette situation ? Une question intéressante à se poser pour éclaircir une situation de stress. Dès lors, on mobilise son énergie pour trouver des solutions en cohérence avec soi-même. Car différentes solutions peuvent être pensées et appliquées selon les personnes qui vivent la situation. Face au traitement d'une montagne de dossiers à rendre le soir même, chacun s'y prendra à sa façon.

Pour tendre à une plus grande cohérence avec vous-même, découvrez cette « sophro-projection future ». C'est à vous !

• **Installation :** Je m'installe en posture assise ou allongée et je ferme les yeux. Lors de cette relaxation, je vais m'imaginer agir entièrement en accord avec moi-même.

• **Sophronisation de base abrégée :** À mon rythme, je détends chaque système en prenant bien conscience de chaque zone corporelle. Pour m'y aider, je me concentre successivement sur les points d'intégration de chaque système : le centre du front, la base du cou (thyroïde), le sternum, l'ombilic, le bas-ventre. Je relâche progressivement mes muscles et prends conscience de la forme et du volume de mon corps.

• **Déroulement de la technique :** À présent, j'imagine une journée harmonieuse. Je me projette dans cette journée en pleine cohérence avec moi-même dans des actions simples telles qu'un repas correspondant parfaitement à mes attentes ou une discussion où je défends une idée qui a réellement du sens pour moi. Du réveil au coucher, je dessine cette journée à mon image, en agissant en harmonie avec mes pensées et mon ressenti, dans l'unité de moi-même.

• **Désophronisation :** Je prends un moment pour intégrer le vécu de cette expérience. Je respire profondément, je m'étire et, à mon rythme, je rouvre les yeux.

Comment s'est passé cet exercice ? C'est le moment d'écrire mon ressenti. Rendez-vous page 150.

SE CONNAÎTRE

C'est par une meilleure connaissance de soi que l'on trouve plus de cohérence dans ce que l'on fait, dans ce que l'on vit. On peut ainsi faire des choix qui nous correspondent vraiment et agir avec plus de sérénité. Un véritable atout pour bien gérer une situation de stress !

COURS N° **8**

Maîtriser son stress et s'adapter

C'est le moment de parler au futur, en vous imaginant agir avec plus de calme et d'efficacité dans une situation de stress. On rassemble les différents éléments de ce chapitre et on intègre une capacité d'adaptation optimale !

La technique qui suit est une « sophro-projection future d'une bonne gestion du stress ». C'est à vous !

• **Installation :** Je m'installe en posture assise et je ferme les yeux. Lors de cette relaxation, je vais me projeter dans un moment de stress bien géré.

• **Sophronisation de base abrégée :** À mon rythme, je détends chaque système en prenant bien conscience de chaque zone corporelle. Pour m'y aider, je me concentre successivement sur les points d'intégration de chaque système : le centre du front, la base du cou (thyroïde), le sternum, l'ombilic, le bas-ventre. Je relâche progressivement

mes muscles et prends conscience de la forme et du volume de mon corps.

- **Déroulement de la technique :** À présent, j'adopte la posture dos droit et je vais m'imaginer bien m'adapter à une situation de stress à venir. Je prends le temps de définir ce moment, peut-être une situation récurrente ou un événement à venir.

Ensuite, je me projette dans cette situation en me voyant agir en quatre étapes (méthode de gestion du stress). Tout d'abord en m'imaginant garder la maîtrise de moi, en respirant, en gérant mes émotions. Puis en lâchant prise, en acceptant ce que je ne peux pas changer et en avançant. En définissant aussi mes objectifs dans cette situation. Enfin, en agissant avec cohérence. J'optimise ma capacité d'adaptation pour dérouler efficacement cette situation. Puis, je m'adosse à la chaise.

Je peux effectuer une « sophro-présence du positif ». À l'inspiration, je me relie pleinement à cette situation de stress bien gérée et à l'expiration je diffuse dans mon corps tout le positif qui en émerge. Je prends plaisir à intensifier ce ressenti positif à chaque respiration.

- **Désophronisation :** Je prends un moment pour intégrer le vécu de cette expérience. Je respire profondément, je m'étire et, à mon rythme, je rouvre les yeux.

Comment s'est passé cet exercice ? C'est le moment d'écrire mon ressenti. Rendez-vous page 150.

S'AFFIRMER EN DOUCEUR

Gérer une situation de stress nécessite de faire preuve de calme et de confiance. Le chapitre qui suit pourra renforcer d'autant plus votre capacité d'adaptation en vous permettant de mieux vous affirmer dans un moment de stress, et ainsi d'agir en confiance.

Mes cours de **SOPHRO**

Renforcer sa confiance en soi

COURS N° **1**
Mon niveau de confiance

COURS N° 2 :
Identifier les complexes

COURS N° **3** :
Un geste signal

COURS N° **4** :
S'exprimer plus librement

COURS N° **5** :
Renforcer l'unité corps-esprit

COURS N° **6** :
Clarifier ses motivations

COURS N° **7** :
Adopter l'autonomie

COURS N° **8** :
Vivre la confiance en soi

III - RENFORCER SA CONFIANCE EN SOI

COURS N° 1

Mon niveau de confiance

Pour commencer, il peut être intéressant de s'interroger sur ce que l'on appelle « confiance ». Autrement dit, comment définiriez-vous la confiance en soi? Lorsque vous aurez apporté vos propres réponses, ces quelques éléments pourront venir en complément: s'affirmer, surmonter les obstacles, oser être soi, s'exprimer librement, entreprendre, croire en soi.

L'exercice qui suit vous propose de faire le point sur la façon dont vous vivez la confiance. Il s'agit d'une « sophro-mnésie dissociée ». C'est à vous!

- **Installation:** Je m'installe en posture assise ou allongée et je ferme les yeux. Lors de cette relaxation, je vais me relier à des moments de confiance et de manque de confiance.

• **Sophronisation de base abrégée :** À mon rythme, je détends chaque système en prenant bien conscience de chaque zone corporelle. Pour m'y aider, je me concentre successivement sur les points d'intégration de chaque système : le centre du front, la base du cou (thyroïde), le sternum, l'ombilic, le bas-ventre. Je relâche progressivement mes muscles et prends conscience de la forme et du volume de mon corps.

• **Déroulement de la technique :** À présent, je me souviens de moments de confiance et par ailleurs de situations de manque de confiance en moi. Une fois ces moments réunis, je me place en spectateur, m'imaginant face à un large écran sur lequel je laisse défiler chacune de ces situations. Ainsi, je repère le contexte, peut-être les personnes présentes, mon attitude générale, mon discours intérieur… Au fur et à mesure j'apprivoise ma relation à la confiance, en m'observant dans ces différentes situations.

Ensuite, je peux effectuer une « sophro-présence du positif ». À l'inspiration, je me relie aux moments de confiance qui ont pu émerger précédemment ; à l'expiration, je diffuse tout ce positif dans mon corps.

• **Désophronisation :** Je prends un moment pour intégrer le vécu de cette expérience. Je respire profondément, je m'étire et, à mon rythme, je rouvre les yeux.

Comment s'est passé cet exercice ? C'est le moment d'écrire mon ressenti. Rendez-vous page 151.

DIFFÉRENTS COMPLEXES

Lorsque l'on manque de confiance en soi, on peut vivre différents complexes :

- le complexe d'infériorité qui se manifeste par une dévalorisation ;
- le complexe de supériorité qui se présente comme un faux excès d'assurance ;
- le complexe d'échec qui implique le découragement « facile » ;
- le complexe d'exclusion qui donne l'impression d'être rejeté ;
- le complexe de culpabilité qui conduit à se sentir fautif, pas à sa place.

COURS N° **2**

Identifier les complexes

Les différents complexes évoqués dans l'encadré précédent peuvent permettre d'identifier plus précisément les causes d'un manque de confiance en soi.

La « sophro-mnésie dissociée » qui suit vous invite à faire le point sur le sujet. C'est à vous !

- **Installation :** Je m'installe en posture assise et je ferme les yeux. Lors de cette relaxation, je vais identifier les complexes qui me concernent.

- **Sophronisation de base abrégée :** À mon rythme, je détends chaque système en prenant bien conscience de chaque zone corporelle. Pour m'y aider, je me concentre successivement sur les points d'intégration de chaque système : le centre du front, la base du cou (thyroïde), le sternum, l'ombilic, le bas-ventre. Je relâche progressivement mes muscles et prends conscience de la forme et du volume de mon corps.

DES QUESTIONS CLÉS

Pour mieux comprendre comment fonctionne mon baromètre de confiance en moi, je peux, en me concentrant sur une situation précise, m'attarder sur quelques questions :

- Quel est l'objectif poursuivi ?
- Quels sont les obstacles possibles ?
- Parmi les ressources dont je dispose, quelles sont celles qui pourraient m'être utiles ?
- Qu'est-ce que je gagne et qu'est-ce que je perds en atteignant cet objectif ?
- Qu'est-ce qui est important pour moi dans cette situation ?

• **Déroulement de la technique :** À présent, je me place en tant que spectateur, imaginant un large écran face à moi, sur lequel vont défiler différentes situations de manque de confiance en moi vécues plus ou moins récemment. En m'observant, sans réveiller le ressenti de ces moments, je repère les complexes qui y sont associés. Ainsi, je note les principaux complexes qui entretiennent mon manque de confiance en moi.

• **Désophronisation :** Je prends un moment pour intégrer le vécu de cette expérience. Je respire profondément, je m'étire et, à mon rythme, je rouvre les yeux.

Comment s'est passé cet exercice ? C'est le moment d'écrire mon ressenti. Rendez-vous page 151.

COURS N° **3**

Un geste signal

Passons aux choses sérieuses ! Il est temps de renforcer votre capital confiance. La confiance, comme des montagnes russes, monte et descend.

Cependant l'exercice qui suit, appelé « le geste signal », peut permettre de réguler son niveau de confiance et même de le doper si nécessaire.

• **Installation :** Je m'installe en posture assise et je ferme les yeux. Lors de cette relaxation, je vais associer le sentiment de confiance à un geste.

• **Sophronisation de base abrégée :** À mon rythme, je détends chaque système en prenant bien conscience de chaque zone corporelle. Pour m'y aider, je me concentre successivement sur les points d'intégration de chaque système : le centre du front, la base du cou (thyroïde), le sternum, l'ombilic, le bas-ventre. Je relâche progressivement

mes muscles et prends conscience de la forme et du volume de mon corps.

• **Déroulement de la technique :** J'adopte la posture dos droit. Je commence par trouver un geste plutôt discret, que je puisse effectuer en toute circonstance.

À présent, je me relie pleinement à des moments de confiance que j'ai pu vivre plus ou moins récemment, des moments où je me suis senti(e) entièrement moi-même, où je me suis affirmé(e), où j'ai osé dire « non », entre autres. Je revis ces situations intensément en réveillant en moi tout le ressenti positif de ces instants.

Lorsque ces sensations positives sont bien perceptibles, je réalise à plusieurs reprises mon geste signal. Ainsi, j'associe le sentiment de confiance à mon geste, je commence en fait à « charger mon geste ». Dans la vie quotidienne, dès que je vis un moment de confiance, j'effectue mon geste signal pour continuer à le « charger ». Une fois qu'il sera bien conditionné, lorsque j'aurai besoin d'une dose de confiance en moi, en pratiquant ce geste j'éveillerai le ressenti associé.

• **Désophronisation :** Je prends un moment pour intégrer le vécu de cette expérience. Je respire profondément, je m'étire et, à mon rythme, je rouvre les yeux.

Comment s'est passé cet exercice ? C'est le moment d'écrire mon ressenti. Rendez-vous page 152.

UN TABLEAU POUR Y VOIR PLUS CLAIR

Le tableau gains/pertes est un bon moyen d'éclaircir une situation liée à la confiance en soi. Par exemple, j'ai des difficultés à dire « non » (situation de manque de confiance) : qu'est-ce que je gagne à dire « oui » (gains) ? qu'est-ce que je perds à dire « oui » (pertes) ?

Situations de manque de confiance	Gains	Pertes

COURS N° 4

S'exprimer plus librement

Le manque de confiance en soi se traduit parfois par la difficulté de s'exprimer oralement. Difficulté à dire « non », difficulté à employer le « je », difficulté à prendre la parole en public, entre autres.

La « sophro-projection future » qui suit vous invite à vous imaginer plus libre de vous exprimer en toute situation. C'est à vous !

• **Installation :** Je m'installe en posture assise ou allongée et je ferme les yeux. Lors de cette relaxation, je vais me projeter dans des situations où mon verbe est fluide.

• **Sophronisation de base abrégée :** À mon rythme, je détends chaque système en prenant bien conscience de chaque zone corporelle. Pour m'y aider, je me concentre successivement sur les points d'intégration de chaque système : le centre du front, la base du cou (thyroïde), le sternum,

l'ombilic, le bas-ventre. Je relâche progressivement mes muscles et prends conscience de la forme et du volume de mon corps.

• **Déroulement de la technique :** À présent, je me relie à des situations futures qui impliqueront des prises de parole particulières que je parviendrai à gérer. Je m'imagine en train de m'affirmer oralement, par exemple en osant dire « non », en mettant de moi dans un discours, en me voyant respirer profondément avant une réunion, en exprimant mon ressenti avec aisance... Je prends plaisir à m'exprimer plus librement loin du regard des autres.

Je peux ensuite effectuer une « sophro-présence du positif ». J'inspire en me reliant aux situations précédemment évoquées et j'expire en diffusant ce potentiel positif dans mon corps.

• **Désophronisation :** Je prends un moment pour intégrer le vécu de cette expérience. Je respire profondément, je m'étire et, à mon rythme, je rouvre les yeux.

Comment s'est passé cet exercice ? C'est le moment d'écrire mon ressenti. Rendez-vous page 152.

S'EXPRIMER EN PUBLIC

Pour beaucoup, la prise de parole en public est effrayante. Renforcer sa confiance en soi par les cours proposés dans ce chapitre est une chose, travailler sur la maîtrise de soi en est une autre. Les cours « Apprendre à se relaxer » vous permettront d'en savoir plus sur le sujet.

Cependant, s'il y a un exercice à retenir, c'est bien la respiration abdominale. En résumé : j'inspire en gonflant le ventre et j'expire en le rentrant. Cet exercice peut s'appliquer pour s'apaiser avant, pendant et même après votre discours.

COURS N° **5**

Renforcer l'unité corps-esprit

Pour continuer l'entraînement aux relaxations dynamiques (relaxation dynamique du 1er degré détaillée dans « Apprendre à se relaxer », relaxation dynamique du 2e degré détaillée dans « Gérer son stress »), découvrez la relaxation dynamique du 3e degré. Elle consiste à développer et à intégrer une conscience tridimensionnelle en vivant la présence du corps et de l'esprit dans le temps et dans l'espace tandis qu'on renforce ses capacités. C'est à vous !

• **Installation :** Je m'installe en posture assise et je ferme les yeux. Lors de cette relaxation, je vais stimuler l'unité corps-esprit.

• **Sophronisation de base abrégée :** À mon rythme, je détends chaque système en prenant bien conscience de chaque zone corporelle. Pour m'y aider, je me concentre successivement sur les points d'intégration de chaque système : le centre

du front, la base du cou (thyroïde), le sternum, l'ombilic, le bas-ventre. Je relâche progressivement mes muscles et prends conscience de la forme et du volume de mon corps.

MARCHE PHÉNOMÉNOLOGIQUE

Cette marche peut être réalisée dans le cadre de la relaxation dynamique du 3ᵉ degré. Il s'agit d'une marche consciente qui déroule lentement chaque pas et ancre notre présence dans le temps et dans l'espace. Elle concrétise une nouvelle conscience : la conscience tridimensionnelle.

• **Déroulement de la technique :** J'adopte la posture du 3ᵉ degré : je décolle mon dos, puis j'avance mon assise au bord de la chaise, le dos bien droit, genoux écartés, les orteils en appui sur le sol en arrière sous la chaise et les mains posées sur les cuisses. Je me familiarise avec cette posture. J'effectue une inspiration, rétention-tension douce, expiration-relâchement sur le 5ᵉ système. Je peux tester un regard intermittent : les yeux fermés, mi-clos ou ouverts. J'active la température dans ce 5e système. Pour cela, je peux m'appuyer sur ma respiration. Lors de chaque respiration, j'éveille une douce chaleur au sein de ma biologie (cellules, muscles, organes, peau). En élevant peu à peu la température au niveau de cette zone, je renforce ma vitalité. Dans cette posture, je rends présent au monde le 5e système. Puis je m'adosse et fais une pause d'intégration.

J'adopte la posture dos droit et je laisse émerger les capacités de ce 5e système.

J'effectue une « sophro-présence du positif » au niveau de cette zone. À l'inspiration je me relie à ces capacités, à l'expiration je diffuse les sensations agréables qui en découlent.

Je m'adosse et fais une pause d'intégration.

J'adopte la posture du 3e degré. Je me familiarise avec cette posture. J'effectue une inspiration, rétention-tension douce, expiration-relâchement sur le 4e système. Je peux tester un regard intermittent : les yeux fermés, mi-clos ou ouverts. J'active la température dans ce 4e système. Pour cela, je peux m'appuyer sur ma respiration. Lors de chaque respiration, j'éveille une douce chaleur au sein de ma biologie. En élevant peu à peu la température au niveau de cette zone, je renforce ma vitalité. Dans cette posture, je rends présent ce 4e système. Puis je m'adosse et fais une pause d'intégration.

J'adopte la posture dos droit et je laisse émerger les capacités de ce 4e système.

J'effectue une « sophro-présence du positif » au niveau de cette zone. À l'inspiration je me relie à ces capacités, à l'expiration je diffuse les sensations agréables qui en découlent.

Je m'adosse ; pause d'intégration.

J'adopte la posture du 3e degré. Je me familiarise avec cette posture. J'effectue une inspiration, rétention-tension douce, expiration-relâchement sur le 3e système. Je peux tester un regard intermittent : les yeux fermés, mi-clos ou ouverts. J'active la température dans ce 3e système. Pour cela, je peux m'appuyer sur ma respiration. Lors de chaque respiration, j'éveille une douce chaleur au sein de ma biologie. En élevant peu à peu la température au niveau de cette zone, je renforce ma vitalité. Ce 3e système est présent au monde. Puis je m'adosse, pause d'intégration.

J'adopte la posture dos droit et je laisse émerger des capacités de ce 3e système.

J'effectue une « sophro-présence du positif » au niveau de cette zone. À l'inspiration je me relie à ces capacités, à l'expiration je diffuse les sensations agréables qui en découlent.

Je m'adosse, puis fais une pause d'intégration.

J'adopte la posture du 3e degré. Je me familiarise avec cette posture. J'effectue une inspiration, rétention-tension douce, expiration-relâchement sur le 2e système. Je peux tester un regard intermittent : les yeux fermés, mi-clos ou ouverts. J'active la température dans ce 2e système. Pour cela, je peux m'appuyer sur ma respiration. Lors de chaque respiration, j'éveille une douce chaleur au sein de ma biologie. En élevant peu à peu la température au niveau de cette zone, je renforce ma vitalité. Présence au monde de ce 2e système dans cette posture. Puis je m'adosse, pause d'intégration.

J'adopte la posture dos droit et je laisse émerger les capacités de ce 2e système.

J'effectue une « sophro-présence du positif » au niveau de cette zone. À l'inspiration je me relie à ces capacités, à l'expiration je diffuse les sensations agréables qui en découlent.

Je m'adosse et fais une pause d'intégration.

J'adopte la posture du 3e degré. Je me familiarise avec cette posture. J'effectue une inspiration, rétention-tension douce, expiration-relâchement sur le 1er système. Je peux tester un regard intermittent : les yeux fermés, mi-clos ou ouverts. J'active la température dans ce 1er système. Pour cela, je peux m'appuyer sur ma respiration. Lors de chaque respiration, j'éveille une douce chaleur au sein de ma biologie. En élevant peu à peu la température au niveau de cette zone, je renforce ma vitalité. Présence au monde de ce 1er système dans cette posture. Puis je m'adosse ; pause d'intégration.

J'adopte la posture dos droit et je laisse émerger des capacités de ce 1er système.

J'effectue une « sophro-présence du positif » au niveau de cette zone. À l'inspiration je me relie à ces capacités, à l'expiration je diffuse les sensations agréables qui en découlent.

Je m'adosse et fais une pause d'intégration.

De la même façon que pour chacun des systèmes, je peux globaliser l'exercice en le réalisant sur tout le corps (phase de totalisation).

• **Désophronisation :** Je prends un moment pour intégrer le vécu de cette expérience. Je respire profondément, je m'étire et, à mon rythme, je rouvre les yeux.

Comment s'est passé cet exercice ? C'est le moment d'écrire mon ressenti. Rendez-vous page 153.

COURS N° **6**

Clarifier ses motivations

En partant du principe que nous recherchons du plaisir dans les actions que nous entreprenons, on s'aperçoit qu'il existe deux systèmes de motivation : celui lié à l'enfant qui est un plaisir premier, venant en réponse à un besoin, à une satisfaction, et celui lié à l'adulte qui est un plaisir mature, se satisfaisant de lui-même. En résumé, le plaisir « enfant » peut être associé à la dépendance, le plaisir « adulte » à l'autonomie. Le tout réside dans le fait d'avoir conscience du type de plaisir recherché et de trouver un équilibre. Prenons un exemple concret : lorsque j'offre un cadeau, je peux réagir avec le plaisir « enfant » en attendant absolument de l'enthousiasme débordant et des remerciements en retour, ou avec le plaisir « adulte » en me satisfaisant simplement du plaisir que ce cadeau pourra procurer.

En matière de confiance en soi, il apparaît essentiel de renforcer le plaisir « adulte » tendant vers l'autonomie et la satisfaction personnelle. Par la

« sophro-mnésie dissociée » qui suit, vous allez pouvoir évaluer si vous recherchez plus le plaisir de l'enfant ou celui de l'adulte. C'est à vous !

- **Installation :** Je m'installe en posture assise et je ferme les yeux. Lors de cette relaxation, je vais repérer mes motivations dans différentes situations.

- **Sophronisation de base abrégée :** À mon rythme, je détends chaque système en prenant bien conscience de chaque zone corporelle. Pour m'y aider, je me concentre successivement sur les points d'intégration de chaque système : le centre du front, la base du cou (thyroïde), le sternum, l'ombilic, le bas-ventre. Je relâche progressivement mes muscles et prends conscience de la forme et du volume de mon corps.

- **Déroulement de la technique :** À présent, je me relie à différentes situations qui me viennent à l'esprit dans le but d'identifier si je tends vers le plaisir « enfant » ou le plaisir « adulte ». Cela peut être des situations de la vie quotidienne en famille, en couple, avec ses enfants, entre amis, au travail, ou autres. Peut-être un moment où je préparais un repas, où je fournissais un dossier à mon patron, où je rendais service à quelqu'un… Pour chacune de ces situations, je repère si j'étais dans la recherche de reconnaissance, de bienveillance (plaisir « enfant ») ou dans le détachement et la recherche de satisfaction personnelle (plaisir « adulte »).

EN SITUATION

Sur le même principe que l'exercice précédent, vous pouvez repérer dans votre quotidien le type de plaisir recherché. Par exemple quand :

- vous offrez un cadeau ;
- vous rendez un service ;
- vous présentez un projet professionnel ;
- vous faites un compliment ;
- vous discutez avec vos proches.

- **Désophronisation :** Je prends un moment pour intégrer le vécu de cette expérience. Je respire profondément, je m'étire et, à mon rythme, je rouvre les yeux.

Comment s'est passé cet exercice ? C'est le moment d'écrire mon ressenti. Rendez-vous page 153.

COURS N° **7**

Adopter l'autonomie

Dans le prolongement du cours n° 6, nous allons chercher à éveiller pleinement le plaisir « adulte ». Rappelons qu'il représente l'autonomie et la cohérence de soi, en bref il traduit la confiance en soi.

Par la « sophro-projection future » qui suit, vous allez pouvoir envisager ce plaisir « adulte » comme remplaçant le plaisir « enfant ». C'est à vous !

- **Installation :** Je m'installe en posture assise ou allongée et je ferme les yeux. Lors de cette relaxation, je vais m'imaginer éveiller le plaisir « adulte » dans une situation donnée.

- **Sophronisation de base abrégée :** À mon rythme, je détends chaque système en prenant bien conscience de chaque zone corporelle. Pour m'y aider, je me concentre successivement sur les points d'intégration de chaque système : le centre du front, la base du cou (thyroïde), le sternum,

l'ombilic, le bas-ventre. Je relâche progressivement mes muscles et prends conscience de la forme et du volume de mon corps.

• **Déroulement de la technique :** Je commence par me relier à une situation où, habituellement, j'agis en étant motivé(e) par le plaisir « enfant » (dépendance).

À présent, je m'imagine la vivre dans la recherche du plaisir « adulte » (autonomie). Je dessine toutes les composantes de cette situation en décrivant mon attitude, l'expression de mon visage, les personnes présentes... Pour éveiller ce plaisir « adulte », je me vois peut-être confiant(e), relié(e) à mon ressenti, faisant preuve de plus de détachement, me contentant de ma satisfaction personnelle, agissant en accord avec moi-même.

Ensuite, je réalise une « sophro-présence du positif ». J'inspire en me reliant à ce moment vécu dans l'autonomie affective et à l'expiration je diffuse ce positif dans mon corps. Ainsi, j'intensifie le positif de cette situation un peu plus à chaque respiration.

POUR ALLER PLUS LOIN

Pour approfondir un peu plus, on peut décider de se confronter à ses conditionnements affectifs. Ceux-ci renforcent la recherche du plaisir « enfant ». Autrement dit, ils se forgent quand un besoin est soumis à condition(s). Ces conditions sont aussi appelées injonctions et ressemblent à cela : « Sois gentil », « Sois parfait », « Sois prudent », « N'échoue pas », « Ne grandis pas », etc. Concrètement, quelqu'un qui déciderait d'entreprendre des études de médecine pourrait s'apercevoir qu'il ne va pas dans la direction qu'il souhaite vraiment mais qu'il répond à une injonction intégrée dans son enfance en voulant faire plaisir à ses parents (plaisir « enfant »). En éveillant le plaisir « adulte », on se déconditionne progressivement.

• **Désophronisation :** Je prends un moment pour intégrer le vécu de cette expérience. Je respire profondément, je m'étire et, à mon rythme, je rouvre les yeux.

Comment s'est passé cet exercice ? C'est le moment d'écrire mon ressenti. Rendez-vous page 154.

COURS N° 8

Vivre la confiance en soi

La confiance en soi s'entretient. Pour la renforcer toujours plus, on peut apprendre à mieux se connaître, à s'affirmer au quotidien et à tendre vers l'autonomie.

Réunissez tous vos atouts pour la « sophro-projection future » qui suit, en vous imaginant pleinement confiant(e). C'est à vous!

• **Installation:** Je m'installe en posture assise et je ferme les yeux. Lors de cette relaxation, je vais me projeter dans un moment de confiance.

• **Sophronisation de base abrégée:** À mon rythme, je détends chaque système en prenant bien conscience de chaque zone corporelle. Pour m'y aider, je me concentre successivement sur les points d'intégration de chaque système: le centre du front, la base du cou (thyroïde), le sternum, l'ombilic, le bas-ventre. Je relâche progressivement

mes muscles et prends conscience de la forme et du volume de mon corps.

• **Déroulement de la technique :** J'adopte la posture dos droit et je choisis une situation à venir que je souhaiterais vivre en pleine confiance. Peut-être une situation dans le cadre professionnel ou bien personnel.

Je vais à présent m'imaginer vivre cette situation en réunissant tous les outils des cours précédents. Je peux peut-être me projeter dans ce contexte en me voyant garder la maîtrise de moi, en évaluant la situation (gains/pertes), en réalisant mon geste signal, en stimulant mes capacités, en éveillant le plaisir « adulte »… Je déroule ainsi cette situation future en ayant pleinement confiance en moi.

Je peux ensuite effectuer une « sophro-présence du positif », afin de bien me relier à ce moment.

• **Désophronisation :** Je prends un moment pour intégrer le vécu de cette expérience. Je respire profondément, je m'étire et, à mon rythme, je rouvre les yeux.

Comment s'est passé cet exercice ? C'est le moment d'écrire mon ressenti. Rendez-vous page 154.

À MÉDITER

Ne négligeons pas le fait que l'affirmation de soi peut être subtile. Il ne s'agit pas de chercher le rapport de force, mais bien de faire preuve de respect envers soi-même comme envers autrui. Une façon de faire preuve de confiance avec humilité.

Satisfaire ses valeurs de vie

IV - SATISFAIRE SES VALEURS DE VIE

COURS N° **1**

Nommer ses valeurs

Qu'est-ce qu'une valeur de vie? Elle représente ce qui est important pour soi et oriente nos choix de vie. Respecter ses valeurs en les satisfaisant au quotidien, c'est tendre vers l'épanouissement personnel. Pour en citer quelques-unes, pensons à la liberté, l'amour, la santé, la famille ou encore le travail.

Par la « sophro-mnésie senso-perceptive » qui suit, vous allez pouvoir rassembler les principales valeurs qui vous accompagnent dans votre vie quotidienne. C'est à vous!

- **Installation:** Je m'installe en posture assise ou allongée et je ferme les yeux. Lors de cette relaxation, je vais me relier à la journée de la veille en repérant les différentes valeurs qui l'ont ponctuée.

- **Sophronisation de base abrégée:** À mon rythme, je détends chaque système en prenant bien conscience de chaque zone corporelle. Pour

m'y aider, je me concentre successivement sur les points d'intégration de chaque système : le centre du front, la base du cou (thyroïde), le sternum, l'ombilic, le bas-ventre. Je relâche progressivement mes muscles et prends conscience de la forme et du volume de mon corps.

• **Déroulement de la technique :** À présent, je vais dérouler la journée de la veille, du réveil au coucher, en me demandant ce qui était important pour moi dans la plupart de mes actions. Par exemple, qu'est-ce qui est important pour moi (à quelle ou quelles valeurs est-ce relié ?) dans le fait de prendre tel petit déjeuner, de choisir tel moyen de transport pour me rendre au travail, d'avoir telle discussion avec telle personne…

Au fur et à mesure que je revis cette journée, je rassemble quelques-unes de mes valeurs actuelles. Peut-être la diététique, l'écologie, le plaisir, le partage, la solidarité, l'argent, etc.

• **Désophronisation :** Je prends un moment pour intégrer le vécu de cette expérience. Je respire profondément, je m'étire et, à mon rythme, je rouvre les yeux.

Comment s'est passé cet exercice? C'est le moment d'écrire mon ressenti. Rendez-vous page 155.

LA MAISON DES VALEURS

Pour compléter la connaissance de notre système de valeurs, nous pouvons nous demander ce qui est important pour nous dans les actions que nous menons, les choix que nous faisons et nous pouvons aussi nous attarder sur notre « chez-moi ». Qu'est-ce qui est important pour moi dans le choix de la couleur des murs, dans le fait de conserver tels objets, d'avoir choisi telle pièce pour installer un bureau ou encore d'avoir ouvert la cuisine sur le salon? Autrement dit, quelles valeurs s'expriment dans votre intérieur?

COURS N° 2

Compléter son champ de valeurs

Pour poursuivre cette redécouverte de nos valeurs, il est essentiel d'en mettre un maximum en lumière. On peut ainsi compléter son système de valeurs en regroupant celles qui s'expriment lorsqu'on est en vacances.

C'est l'objet de la « sophro-mnésie senso-perceptive » qui suit. C'est à vous !

• **Installation :** Je m'installe en posture assise ou allongée et je ferme les yeux. Lors de cette relaxation, je vais revivre des instants de mes vacances en repérant les valeurs qui y sont associées.

• **Sophronisation de base abrégée :** À mon rythme, je détends chaque système en prenant bien conscience de chaque zone corporelle. Pour m'y aider, je me concentre successivement sur les points d'intégration de chaque système : le centre du front, la base du cou (thyroïde), le sternum,

l'ombilic, le bas-ventre. Je relâche progressivement mes muscles et prends conscience de la forme et du volume de mon corps.

- **Déroulement de la technique:** Je me relie à présent à mes dernières vacances et je m'interroge. Qu'est-ce qui était important pour moi dans le choix de la destination, dans la durée de congés, dans le fait de partir en couple ou en famille…?

Je me replonge dans ces vacances en revivant pleinement ces moments de liberté et je rassemble peu à peu les valeurs qui ont guidé ces instants. Qu'est-ce qui était important pour moi dans le fait de vivre des vacances actives ou au contraire de farniente, dans le fait de choisir une formule tout inclus ou de louer un gîte, ou encore dans le fait de privilégier les attractions touristiques ou à l'inverse l'exploration hors des sentiers battus? Je prends le temps de dérouler le fil de mes vacances et de réunir de nouvelles valeurs.

- **Désophronisation:** Je prends un moment pour intégrer le vécu de cette expérience. Je respire profondément, je m'étire et, à mon rythme, je rouvre les yeux.

Comment s'est passé cet exercice? C'est le moment d'écrire mon ressenti. Rendez-vous page 155.

REPÉRER LES VALEURS DE SES PROCHES

Il peut être intéressant d'observer les valeurs que nous avons en commun avec certains proches, mais aussi de repérer chez eux des valeurs qui ne font pas partie de notre système. Ainsi, certaines d'entre elles peuvent nous rapprocher, et d'autres nous inspirer.

COURS N° **3**

Identifier les moyens de satisfaire ses valeurs

Pour satisfaire nos valeurs de vie, nous employons différents moyens. Il peut être intéressant de prendre conscience de ces moyens pour améliorer leur efficacité et ainsi contenter d'autant mieux nos valeurs. On peut ainsi s'apercevoir que nous n'utilisons pas les bons moyens par rapport à certaines valeurs : par exemple se réveiller une demi-heure avant d'aller travailler, alors que l'on souhaite faire un jogging matinal visant à satisfaire ses valeurs « santé » et « équilibre ».

La technique qui suit, une « sophro-mnésie senso-perceptive » centrée sur une matinée, vous invite à identifier les moyens que vous mettez en œuvre pour satisfaire certaines valeurs. C'est à vous !

• **Installation :** Je m'installe en posture assise ou allongée et je ferme les yeux. Lors de cette relaxation, je vais me relier à une matinée habituelle en repérant les moyens employés pour satisfaire mes valeurs.

• **Sophronisation de base abrégée :** À mon rythme, je détends chaque système en prenant bien conscience de chaque zone corporelle. Pour m'y aider, je me concentre successivement sur les points d'intégration de chaque système : le centre du front, la base du cou (thyroïde), le sternum, l'ombilic, le bas-ventre. Je relâche progressivement mes muscles et prends conscience de la forme et du volume de mon corps.

• **Déroulement de la technique :** Je me relie à une matinée habituelle en semaine et je commence par nommer les valeurs importantes pour moi en ce début de journée.

Ensuite, je repère tous les moyens auxquels je recours pour les satisfaire durant cette matinée. Par exemple, si la valeur « famille » est présente pour moi dès le matin, je mets en lumière les actions réalisées en vue de la contenter. Au fur et à mesure, je prends conscience des différents moyens utilisés et de leur efficacité.

• **Désophronisation :** Je prends un moment pour intégrer le vécu de cette expérience. Je respire profondément, je m'étire et, à mon rythme, je rouvre les yeux.

Comment s'est passé cet exercice ? C'est le moment d'écrire mon ressenti. Rendez-vous page 156.

UN TABLEAU POUR Y VOIR PLUS CLAIR

Pour me simplifier la tâche, je peux détailler cette matinée par écrit :

Ma matinée	Valeurs	Moyens
Réveil à 6 heures	Sérénité	Prendre son temps le matin avant de se rendre au travail.

COURS N° **4**

Mieux satisfaire ses valeurs

Le cours précédent a peut-être mis en lumière l'inefficacité de certains moyens et donc l'insatisfaction de certaines valeurs. C'est le moment de résoudre cette équation en améliorant vos actions afin de mieux satisfaire vos valeurs.

La « sophro-projection future » qui suit peut vous permettre de réajuster la donne. C'est à vous !

• **Installation :** Je m'installe en posture assise et je ferme les yeux. Lors de cette relaxation, je vais imaginer de nouveaux moyens de satisfaire mes valeurs.

• **Sophronisation de base abrégée :** À mon rythme, je détends chaque système en prenant bien conscience de chaque zone corporelle. Pour m'y aider, je me concentre successivement sur les points d'intégration de chaque système : le centre du front, la base du cou (thyroïde), le sternum,

l'ombilic, le bas-ventre. Je relâche progressivement mes muscles et prends conscience de la forme et du volume de mon corps.

HIÉRARCHISER SES VALEURS DE VIE

Pour renforcer l'épanouissement personnel, il apparaît indispensable de classer ses valeurs par ordre d'importance et ainsi d'actualiser son emploi du temps. On peut, par exemple, s'apercevoir que l'on accorde trop peu de temps à son bien-être et aménager ses horaires de travail pour mieux satisfaire cette valeur.

• **Déroulement de la technique :** À présent, j'imagine une matinée en parfaite harmonie avec mes valeurs de vie. Ainsi, je dessine les moyens que je mets déjà en œuvre et ceux qui pourraient venir les compléter afin de pleinement satisfaire mes valeurs. Cela peut être par exemple un changement d'heure de mon réveil, un soin particulier pour le petit déjeuner, la mise en place d'un covoiturage pour se rendre au travail, etc. Je déroule cette matinée avec de nouveaux moyens efficaces, en parfaite cohérence avec moi-même.

• **Désophronisation :** Je prends un moment pour intégrer le vécu de cette expérience. Je respire profondément, je m'étire et, à mon rythme, je rouvre les yeux.

Comment s'est passé cet exercice ? C'est le moment d'écrire mon ressenti. Rendez-vous page 156.

COURS N° **5**

Se relier aux valeurs existentielles

La relaxation dynamique du 4e degré vous propose d'expérimenter les valeurs existentielles. Ainsi, elle invite à élargir sa conscience sur le sujet.

Elle vient compléter les relaxations dynamiques du 1er, 2e, 3e degré présentées dans les chapitres précédents. C'est à vous !

• **Installation :** Je m'installe en posture assise et je ferme les yeux. Lors de cette relaxation, je vais me relier aux phénomènes que sont les valeurs.

• **Sophronisation de base abrégée :** À mon rythme, je détends chaque système en prenant bien conscience de chaque zone corporelle. Pour m'y aider, je me concentre successivement sur les points d'intégration de chaque système : le centre du front, la base du cou (thyroïde), le sternum, l'ombilic, le bas-ventre. Je relâche progressivement

mes muscles et prends conscience de la forme et du volume de mon corps.

- **Déroulement de la technique :** Je me positionne debout devant la chaise et j'effectue un « sophro-déplacement du négatif par points d'intégration ». Pour cela, je me concentre sur le 1er système, touche le centre de mon front et, sur quelques expirations, j'évacue symboliquement le négatif de cette zone. Je pose mes doigts au niveau de la thyroïde (2e système) et, sur quelques expirations, j'évacue symboliquement le négatif de cette zone. Je pose mes doigts sur le sternum (3e système) et, sur quelques expirations, j'évacue symboliquement le négatif de cette zone. Je pose mes doigts sur le point ombilic (4e système) et, sur quelques expirations, j'évacue symboliquement le négatif de cette zone. Enfin, je pose ma main sur le bas-ventre et j'évacue symboliquement le négatif de cette zone sur quelques expirations.

J'adopte la posture du 3e degré en me plaçant au bord de la chaise, le dos bien droit, en appui sur mes orteils placés sous l'assise. À présent, je me relie à une valeur existentielle, peut-être la valeur « solidarité », « humanité », « liberté »... Bien installé(e) dans la posture du 3e degré (posture d'ouverture), je laisse s'exprimer cette valeur. Je vis sa présence, je la découvre en conscience. Je prends plaisir à l'accueillir pour ce qu'elle est, ce qu'elle représente pour moi.

Je me place debout devant la chaise en ajustant bien ma posture, dans une verticalité stable. Je vais à présent effectuer une « manence » de cette valeur en activant sa présence au fur et à mesure dans chaque système. Pour cela, je place mes mains en supination (paumes vers le ciel) au niveau du 5e système. Inspiration, rétention-tension douce, expiration-relâchement de cette zone. Par cette tension douce, j'active la présence de cette valeur et la renforce à chaque respiration.

Je remonte mes mains au niveau du 4e système. Inspiration, rétention-tension douce, expiration-relâchement de cette zone. Par cette tension douce, j'active la présence de cette valeur et la renforce à chaque respiration.

Je remonte mes mains au niveau du 3e système. Inspiration, rétention-tension douce, expiration-relâchement de cette zone. Par cette tension douce, j'active la présence de cette valeur et la renforce à chaque respiration.

Je remonte mes mains au niveau du 2e système. Inspiration, rétention-tension douce, expiration-relâchement de cette zone. Par cette tension douce, j'active la présence de cette valeur et la renforce à chaque respiration.

Je remonte mes mains au niveau du 1er système. Inspiration, rétention-tension douce, expiration-relâchement de cette zone. Par cette tension douce, j'active la présence de cette valeur et la renforce à chaque respiration.

Enfin, je remonte mes bras tendus au-dessus de ma tête pour vivre pleinement la présence de cette valeur à la conscience.

J'effectue dans la continuité une « rétromanence » de cette valeur en redescendant mes mains en pronation (paumes vers le sol) du 1er au 5e système. Au fur et à mesure, j'ancre le potentiel de cette valeur au sein de ma biologie, comme si je l'inscrivais au plus profond de moi.

Je m'assieds, puis fais une pause d'intégration.

J'adopte la posture dos droit et j'effectue une « sophro-présence du positif ». Pour rendre mon corps plus présent à la conscience, je réalise un IRTER : inspiration, rétention-tension douce de mon corps, expiration-relâchement. À présent, je me relie à la valeur évoquée, à tout ce qui a pu en émerger. À l'inspiration j'active son potentiel positif et à l'expiration je diffuse ce positif dans mon corps. Je ressens pleinement mon corps au travers de sensations agréables. Pause d'intégration.

MARCHE DU NOUVEAU REGARD

Pour compléter la relaxation dynamique du 4e degré, on peut effectuer une marche particulière en se reliant à la valeur choisie. Ainsi, lors de cette marche, nous percevons le monde à travers cette valeur, avec une conscience élargie, un nouveau regard, tout en restant bien à l'écoute de notre corps et de nos sensations.

- **Désophronisation :** Je prends un moment pour intégrer le vécu de cette expérience. Je respire profondément, je m'étire et à mon rythme, je rouvre les yeux.

Comment s'est passé cet exercice ? C'est le moment d'écrire mon ressenti. Rendez-vous page 157.

COURS N° **6**

Revivre des moments de plaisir

Pour se rappeler des valeurs qui nous épanouissent, autant revivre des moments de bonheur. Ces valeurs sont indispensables à notre bien-être et méritent donc toute notre attention.

Faites-vous plaisir avec cette « sophro-mnésie senso-perceptible ». C'est à vous !

• **Installation :** Je m'installe en posture assise ou allongée et je ferme les yeux. Lors de cette relaxation, je vais me relier à des moments de plaisir pour mettre en lumière les valeurs qui m'apportent du bonheur.

• **Sophronisation de base abrégée :** À mon rythme, je détends chaque système en prenant bien conscience de chaque zone corporelle. Pour m'y aider, je me concentre successivement sur les points d'intégration de chaque système : le centre du front, la base du cou (thyroïde), le sternum,

l'ombilic, le bas-ventre. Je relâche progressivement mes muscles et prends conscience de la forme et du volume de mon corps.

- **Déroulement de la technique :** À présent, je me relie à des moments de plaisir, de rire, de bonne humeur, que j'ai vécus plus ou moins récemment. Je prends le temps de revivre ces moments (de poser le contexte, le moment de la journée, les personnes présentes, etc.), de réveiller le ressenti agréable de ces souvenirs. Bien à l'écoute de mes sensations, je repère par ailleurs les valeurs qui se cachent derrière ces moments plaisants. Je prends plaisir à réunir ces valeurs positives.

- **Désophronisation :** Je prends un moment pour intégrer le vécu de cette expérience. Je respire profondément, je m'étire et, à mon rythme, je rouvre les yeux.

Comment s'est passé cet exercice ? C'est le moment d'écrire mon ressenti. Rendez-vous page 157.

LES VALEURS QUI RENDENT HEUREUX

Après avoir fait l'inventaire des valeurs qui nous procurent un réel plaisir, pensons à leur donner la place qu'elles méritent dans nos vies. Ainsi, on s'assure d'entretenir et d'enrichir son bien-être global.

COURS N° **7**

S'épanouir à travers ses valeurs

Il peut être intéressant de se rappeler des moments où on a été en symbiose avec ses valeurs, ces instants d'unité de soi lors desquels certains choix ont été par exemple évidents.

En ce sens, par la « sophro-projection future » qui suit, vous allez pouvoir vous imaginer vivre une journée en pleine cohérence avec vos valeurs. C'est à vous!

• **Installation:** Je m'installe en posture assise ou allongée et je ferme les yeux. Lors de cette relaxation, je vais me projeter dans une journée en parfait accord avec mes valeurs.

• **Sophronisation de base abrégée:** À mon rythme, je détends chaque système en prenant bien conscience de chaque zone corporelle. Pour m'y aider, je me concentre successivement sur les points d'intégration de chaque système: le centre

du front, la base du cou (thyroïde), le sternum, l'ombilic, le bas-ventre. Je relâche progressivement mes muscles et prends conscience de la forme et du volume de mon corps.

• **Déroulement de la technique:** À présent, je dessine mentalement une journée qui me correspond parfaitement et qui respecte mes valeurs. Cela peut être une journée en semaine, en week-end ou encore en vacances. Je déroule le fil de cette journée en réunissant les éléments des cours précédents. Je m'imagine consacrer du temps aux valeurs fondamentales à mes yeux, entreprendre des actions pour pleinement les satisfaire, m'enrichir des valeurs qui me procurent du plaisir. Je prends le temps de ressentir cette journée harmonieuse.

• **Désophronisation:** Je prends un moment pour intégrer le vécu de cette expérience. Je respire profondément, je m'étire et, à mon rythme, je rouvre les yeux.

Comment s'est passé cet exercice? C'est le moment d'écrire mon ressenti. Rendez-vous page 158.

VIVRE EN COHÉRENCE AVEC SES VALEURS

Voici les objectifs poursuivis lorsqu'on approfondit le thème des valeurs de vie :

- prendre conscience de ses valeurs ;
- identifier les moyens mis en œuvre pour les satisfaire ;
- hiérarchiser ses valeurs ;

les épanouir pleinement ;

- les actualiser ;
- être en accord avec son système de valeurs pour vivre en cohérence avec soi-même.

COURS N° **8** :

Actualiser ses valeurs

Notre système de valeurs actuel n'est pas forcément le même qu'il y a quelques années et peut également évoluer. En fait, ce sont parfois les valeurs qui changent, soit parce qu'elles ne nous correspondent plus, soit parce qu'on les hiérarchise différemment (la valeur « famille » peut par exemple prendre le pas sur la valeur « travail » à un moment donné). Et parfois, ce sont les moyens employés pour satisfaire nos valeurs qui se transforment (pour contenter ma valeur « bien-être », aujourd'hui je vais peut-être m'inscrire à un cours de danse, demain j'envisagerai peut-être de me mettre à la natation).

Jouez à imaginer la possible évolution de vos valeurs (intégrer de nouvelles valeurs ou hiérarchiser autrement son système de valeurs) par la « sophro-projection future » qui suit. C'est à vous !

- **Installation :** Je m'installe en posture assise et je ferme les yeux. Lors de cette relaxation, je vais penser mon système de valeurs futur.

- **Sophronisation de base abrégée :** À mon rythme, je détends chaque système en prenant bien conscience de chaque zone corporelle. Pour m'y aider, je me concentre successivement sur les points d'intégration de chaque système : le centre du front, la base du cou (thyroïde), le sternum, l'ombilic, le bas-ventre. Je relâche progressivement mes muscles et prends conscience de la forme et du volume de mon corps.

- **Déroulement de la technique :** J'adopte la posture dos droit et je me relie à mes valeurs de vie actuelles. Je les accueille et les laisse s'exprimer, peut-être en laissant émerger des situations ou des images qui y sont associées.

  À présent, je dessine leur évolution possible à plus ou moins long terme. Je peux, par exemple, me concentrer sur la valeur « travail » en imaginant de nouvelles perspectives dans ce domaine. Je peux aussi penser à de nouvelles valeurs qui pourraient m'enrichir. Je prends plaisir à me projeter dans ce système de valeurs évolutif, cohérent avec moi-même au fil du temps.

• **Désophronisation :** Je prends un moment pour intégrer le vécu de cette expérience. Je respire profondément, je m'étire et, à mon rythme, je rouvre les yeux.

Comment s'est passé cet exercice ? C'est le moment d'écrire mon ressenti. Rendez-vous page 158.

À L'ÉCOUTE DE SES VALEURS

Quotidiennement, rappelons-nous les valeurs qui guident notre vie, notamment quand nous avons le sentiment de faire fausse route. Il est essentiel de s'y relier pour se respecter, pour s'ancrer dans ce qui a du sens pour soi, pour être épanoui.

FAIRE LE POINT

À propos des cours

Ça y est, vous êtes arrivé(e) au bout des cours de sophrologie proposés dans cet ouvrage. Mais n'oubliez pas que les techniques pratiquées peuvent être répétées pour une meilleure intégration.

À travers le chapitre « Apprendre à se relaxer », vous vous êtes relié(e) à votre corps et à vos sensations. Vous vous êtes familiarisé(e) avec la respiration abdominale et vous avez intégré les bienfaits de la détente. Ceci est une première étape pour s'initier à la sophrologie et se connecter à son corps.

Le chapitre « Gérer son stress » vous a permis d'assimiler la maîtrise de soi, d'optimiser votre capacité d'adaptation et d'intégrer les bénéfices d'un stress bien géré. Dans le milieu professionnel comme dans la vie privée, savoir gérer son stress est un véritable atout.

Le chapitre, « Renforcer la confiance en soi », a évoqué les différents aspects de la notion de confiance ainsi que les nombreux bénéfices qui en découlent, tels que le fait de s'exprimer plus librement et d'agir en toute autonomie.

Enfin, le chapitre « Satisfaire ses valeurs de vie » vous a invité(e) à découvrir ou à redécouvrir vos valeurs dans le but de les satisfaire au mieux et de vivre en cohérence avec vous-même.

Ces quatre thèmes vous ont été proposés comme un socle de pratique. Ils réunissent une grande partie des clés abordées en sophrologie pour développer une nouvelle qualité de conscience et tendre vers un meilleur épanouissement personnel.

Aller plus loin...

Pour approfondir votre entraînement, n'hésitez pas à suivre des cours de développement personnel où vous bénéficierez de l'accompagnement d'un sophrologue professionnel. Sachez que les cours en groupe représentent un moyen ludique de pratiquer la sophrologie en partageant ses expériences avec les autres participants.

MES COURS DE **SOPHRO** :
Apprendre à se relaxer

COURS N° **1** (Prendre conscience de son corps)

. . . .

. . . .

. . . .

. . . .

. . . .

. . . .

. . . .

. . . .

. . . .

. . . .

COURS N° **2** (Se relier à ses sensations)

. . . .

. . . .

. . . .

. . . .

. . . .

. . . .

. . . .

. . . .

. . . .

COURS N° **3** (Évacuer les tensions inutiles)

COURS N° **4** (Pratiquer la respiration abdominale)

COURS N° **5** (Respirer la détente)

. . . .

. . . .

. . . .

. . . .

. . . .

. . . .

. . . .

. . . .

. . . .

. . . .

. . . .

COURS N° **6** (Se relier à son corps en conscience)

. . . .

. . . .

. . . .

. . . .

. . . .

. . . .

. . . .

. . . .

. . . .

. . . .

. . . .

COURS N° **7** (Renouer avec la sérénité)

. . . .

. . . .

. . . .

. . . .

. . . .

. . . .

. . . .

. . . .

. . . .

. . . .

. . . .

COURS N° **8** (S'imaginer au calme)

. . . .

. . . .

. . . .

. . . .

. . . .

. . . .

. . . .

. . . .

. . . .

. . . .

. . . .

MES COURS DE **SOPHRO** :

Gérer son stress

COURS N° **1** (Prendre conscience de sa relation au stress)

....

....

....

....

....

....

....

COURS N° **2** (Respirer, c'est gagné !)

....

....

....

....

....

....

....

....

....

....

COURS N° **3** (Positiver)

....
....
....
....
....
....
....
....
....
....
....

COURS N° **4** (Prendre du recul)

....
....
....
....
....
....
....
....
....
....
....

COURS N° **5** (Accueillir ses émotions)

. . . .

. . . .

. . . .

. . . .

. . . .

. . . .

. . . .

. . . .

. . . .

. . . .

. . . .

COURS N° **6** (Éveiller son potentiel positif)

. . . .

. . . .

. . . .

. . . .

. . . .

. . . .

. . . .

. . . .

. . . .

. . . .

. . . .

COURS N° **7** (En accord avec moi-même)

....

....

....

....

....

....

....

....

....

....

....

COURS N° **8** (Maîtriser son stress et s'adapter)

....

....

....

....

....

....

....

....

....

....

MES COURS DE **SOPHRO** :

Renforcer sa confiance en soi

COURS N° **1** (Mon niveau de confiance)

COURS N° **2** (Identifier les complexes)

COURS N° **3** (Un geste signal)

....

....

....

....

....

....

....

....

....

....

....

COURS N° **4** (S'exprimer plus librement)

....

....

....

....

....

....

....

....

....

....

....

COURS N° **5** (Renforcer l'unité corps-esprit)

COURS N° **6** (Clarifier ses motivations)

COURS N° **7** (Adopter l'autonomie)

COURS N° **8** (Vivre la confiance en soi)

MES COURS DE **SOPHRO** :

Satisfaire ses valeurs de vie

COURS N° **1** (Nommer ses valeurs)

....

....

....

....

....

....

....

....

COURS N° **2** (Compléter son champ de valeurs)

....

....

....

....

....

....

....

....

....

....

COURS N° **3** (Identifier le moyen de satisfaire ses valeurs)

. . . .

. . . .

. . . .

. . . .

. . . .

. . . .

. . . .

. . . .

. . . .

. . . .

COURS N° **4** (Mieux satisfaire ses valeurs)

. . . .

. . . .

. . . .

. . . .

. . . .

. . . .

. . . .

. . . .

. . . .

. . . .

. . . .

COURS N° **5** (Se relier aux valeurs existentielles)

COURS N° **6** (Revivre des moments de plaisir)

COURS N° **7** (S'épanouir à travers ses valeurs)

....

....

....

....

....

....

....

....

....

....

....

COURS N° **8** (Actualiser ses valeurs)

....

....

....

....

....

....

....

....

....

....

....

DU MÊME AUTEUR AUX ÉDITIONS FIRST :

La Sophrologie pour les Nuls, 2011

Le Kit Sophrologie pour les Nuls, 2011

J'arrête de stresser pour les Nuls, 2013

7 jours pour être zen, 2015